Lorenz Richter

Der Einfluss des mütterlichen BMI auf Kind und Geburt

Lorenz Richter

Der Einfluss des mütterlichen BMI auf Kind und Geburt

Südwestdeutscher Verlag für Hochschulschriften

Impressum / Imprint

Bibliografische Information der Deutschen Nationalbibliothek: Die Deutsche Nationalbibliothek verzeichnet diese Publikation in der Deutschen Nationalbibliografie; detaillierte bibliografische Daten sind im Internet über http://dnb.d-nb.de abrufbar.

Alle in diesem Buch genannten Marken und Produktnamen unterliegen warenzeichen-, marken- oder patentrechtlichem Schutz bzw. sind Warenzeichen oder eingetragene Warenzeichen der jeweiligen Inhaber. Die Wiedergabe von Marken, Produktnamen, Gebrauchsnamen, Handelsnamen, Warenbezeichnungen u.s.w. in diesem Werk berechtigt auch ohne besondere Kennzeichnung nicht zu der Annahme, dass solche Namen im Sinne der Warenzeichen- und Markenschutzgesetzgebung als frei zu betrachten wären und daher von jedermann benutzt werden dürften.

Bibliographic information published by the Deutsche Nationalbibliothek: The Deutsche Nationalbibliothek lists this publication in the Deutsche Nationalbibliografie; detailed bibliographic data are available in the Internet at http://dnb.d-nb.de.

Any brand names and product names mentioned in this book are subject to trademark, brand or patent protection and are trademarks or registered trademarks of their respective holders. The use of brand names, product names, common names, trade names, product descriptions etc. even without a particular marking in this works is in no way to be construed to mean that such names may be regarded as unrestricted in respect of trademark and brand protection legislation and could thus be used by anyone.

Coverbild / Cover image: www.ingimage.com

Verlag / Publisher:
Südwestdeutscher Verlag für Hochschulschriften
ist ein Imprint der / is a trademark of
AV Akademikerverlag GmbH & Co. KG
Heinrich-Böcking-Str. 6-8, 66121 Saarbrücken, Deutschland / Germany
Email: info@svh-verlag.de

Herstellung: siehe letzte Seite /
Printed at: see last page
ISBN: 978-3-8381-3526-7

Zugl. / Approved by: Berlin, Charité, Diss., 2010

Copyright © 2012 AV Akademikerverlag GmbH & Co. KG
Alle Rechte vorbehalten. / All rights reserved. Saarbrücken 2012

Gutachter: 1. PD Dr. med. Michael Barker

2. PD Dr. med. Christoph Grüber

3. PD Dr. med. Frank Jochum

Datum der Promotion: 05.06.2011

Widmung

Meinen Eltern und Geschwistern.

Inhaltsverzeichnis

Widmung 2

Inhaltsverzeichnis 3

1   Einleitung 5

    1.1   Body-Mass-Index-Definition und klinische Relevanz 5

    1.2   Übergewicht und Adipositas 5

    1.3   Untergewichtigkeit/Unterernährung 6

    1.4   Der maternale BMI und dessen Einfluss auf das Frühgeburtenrisiko und die perinatale Mortalität 8

    1.5   Der maternale BMI und dessen Einfluss auf den Entbindungsmodus und geburtshilfliche Komplikationen 99

    1.6   Der maternale BMI und dessen Einfluss auf das kindliche Geburtsgewicht 10

    1.7   Der maternale BMI und dessen Einfluss auf den postnatalen Glukosestoffwechsel 11

    1.8   Der maternale BMI und dessen Einfluss auf die stationäre Aufnahme auf die neonatologische Station 12

    1.9   Fragestellung 12

2   Material und Methoden 14

    2.1   Aufbau der Studie und Datenerhebung 14

    2.2   Statistische Auswertung 16

       2.2.1   Gruppeneinteilung und univariate Analyse mittels Chi^2-Test und T-Test 16

       2.2.2   Multivariate lineare Regressionsanalyse 17

       2.2.3   Binär logistische Regressionsanalyse 18

3   Ergebnisse 19

    3.1   Deskription der Studienpopulation 19

    3.2   Auswirkungen des mütterlichen BMI auf den Entbindungsmodus 21

	3.3	Auswirkungen des mütterlichen BMI auf morphologische und funktionelle Parameter des Kindes 23
	3.4	Untersuchungen der Kinder, die auf eine neonatologische Station verlegt wurden. 26

4	Diskussion 31
5	Ausblick 45
6	Zusammenfassung 48
7	Literaturverzeichnis 49
8.	Abkürzungsverzeichnis 58

1 Einleitung

1.1 Body - Mass – Index - Definition und klinische Relevanz

Der Body-Mass-Index (BMI) ist eine weltweit verwendete und von der Weltgesundheitsorganisation (WHO) empfohlene Maßzahl zur Beurteilung des menschlichen Ernährungszustandes. Er errechnet sich aus dem Körpergewicht eines Menschen im Verhältnis zum Quadrat seiner Körpergröße (Körpergewicht kg/Körpergröße m²) (Cole et al. 2000). Das US Department of Agriculture und das US Department of Health and Human Services nehmen folgende Einteilung vor (US Department of Agriculture and US Department of Health and Human Services, 2000):

Tabelle 1: Darstellung der Einteilung von Adipositas anhand des Body-Mass-Index: US Department of Agriculture and US Department of Health and Human Services. Nutrition and your health: dietary guidelines for Americans. Home and Garden Bulletin no 232 2000

Klasse	BMI in kg/m²
untergewichtig	BMI < 18,5 kg/m²
normalgewichtig	BMI 18,5 – 24,9 kg/m²
übergewichtig	BMI 25- 29,9 kg/m²:
Adipositas	BMI > 30 kg/m²:

1.2 Übergewicht und Adipositas

Es entwickelt sich ein wachsendes gesellschaftliches Bewusstsein dafür, dass falsche Ernährung der Gesundheit schadet und zu vielen vermeidbaren Erkrankungen führt. Die Zahl übergewichtiger Menschen und die Kosten für die chronischen Folgekrankheiten von Übergewicht und Adipositas steigen weltweit rasant. Von der WHO wird die weltweite, sprunghafte Zunahme der Adipositas als globale Epidemie bezeichnet (World Health Organisation, 1998). Zur Prävalenz der Adipositas in Deutschland liegen unter anderem Daten im Zeitraum von 1985– 1998 vor, die in vier nationalen Gesundheitssurveys erhoben wurden.

Darüber hinaus stehen Ergebnisse dreier bundesweiter Befragungen für die Jahre 2002 und 2003 zur Verfügung. In diesem Zeitraum ist eine konstante Zunahme der Krankheitshäufigkeit der Adipositas bei deutschen Männern von 16,2 % auf 22,5 % und bei deutschen Frauen von 16 % auf 23,3 % zu verzeichnen (Helmert und Strube 2004).

Diese dramatische Zunahme der Adipositas in der Bevölkerung hat dazu geführt, dass die Bundesregierung im Jahre 2007 einen Fünf-Punkte-Plan gegen Fettleibigkeit unter dem Motto „Fit statt Fett" vorgestellt hat. Hier sollen Aufklärung und Vorsorge, Bewegung, Verbesserung des Kantinenessens, Forschung und eine engere Zusammenarbeit der Behörden gefördert und somit die rasante Zunahme der Adipositas in Deutschland gebremst werden (http://www.tagesschau.de/inland/meldung33342.html; 09.05.2007).

Die hohe Prävalenz der Adipositas führt zunehmend dazu, dass auch eine größere Zahl von Frauen im gebärfähigen Alter unter Adipositas leidet. Folglich findet sich auch ein höherer Anteil von adipösen Frauen unter der schwangeren Bevölkerung. In den Jahren zwischen 1980 und 2000 stieg in den USA der Anteil der Schwangeren, die bei der gynäkologischen Erstvorstellung einen BMI größer 29 kg/m^2 hatten, von einem Wert unter 20 % auf einen Wert von beinahe 40 % (Lug et al. 2001). Diese Entwicklung ist auch in Europa – zum Beispiel in Finnland, wo es in den 1990er Jahren ebenfalls zu einem deutlichen Anstieg der Prävalenz der Adipositas schwangerer Frauen kam – zu beobachten. Der Anteil der Schwangeren mit einem BMI größer 29 kg/m^2 stieg dort von 18,8 % im Jahr 1990 auf 24,5 % im Jahr 2000 (Cnattingius et al. 2001).

1.3 Untergewichtigkeit/Unterernährung

Obwohl Übergewicht und Adipositas wegen ihrer höheren Prävalenz zurzeit in der öffentlichen Diskussion einen höheren Stellenwert einnehmen, stellt auch die Unterernährung/ Untergewichtigkeit ein zunehmendes ernährungspolitisches Problem dar.

Das Streben nach der Idealfigur und das von den Medien zunehmend transportierte Schönheitsideal von einem schlanken Körper führen immer häufiger zu einem gestörten Essverhalten mit Mangel- und Unterernährung. Dauerhafte Unterernährung fördert in vielfacher Weise Erkrankungen des Organismus, sie erschwert medizinische Behandlungen, verlängert die Erkrankungsdauer und führt zu vermehrten Komplikationen. Besonders ausgeprägte Unterernährung kann zu Funktionsstörungen zahlreicher Organe und Organsysteme z. B. zu Fehlfunktionen von Schilddrüse, Nebennierenrinde, Hypophyse führen (Robinson 1989).

Ebenso steigt das Risiko für maligne Herzrhythmusstörungen sowie für Osteoporose, Hypoglykämie, Dehydration sowie eine Erhöhung der Konzentrationen der Triglyceride, des Cholesterins- und der Harnsäure im Serum (Hobbs und Johnson1996). Untergewicht ist darüber hinaus häufig mit psychopathologischen Erkrankungen wie Depressionen und Angststörungen assoziiert (Laessle et al. 1996).

Ausgeprägte Formen der Unterernährung wie die Anorexia nervosa haben eine schlechte Prognose, die Betroffenen haben eine mit 5,7 % 12mal höhere Letalität als Normalgewichtige derselben Altersklasse (De Zwaan und Schüssler 2001). Ergebnisse des Bundes-Gesundheitssurveys 1998 und des Telefonischen Gesundheitssurveys 2003 sowie einer Mikrozensus-Zusatzbefragung 2003 des Statistischen Bundesamtes zeigen, dass die Prävalenz von Untergewicht in den meisten Altersklassen unterhalb der 1- Prozent- Grenze liegt.

Interessanterweise zeigt sich auch hier bei Frauen im gebärfähigen Alter zwischen 18 und 49 Jahren eine besondere Häufung. Besonders unter den jungen Frauen zwischen dem 18. und 19. Lebensjahr ist der Anteil der Untergewichtigen mit 11 % besorgniserregend hoch.

Verschiedene Studien belegen dabei eine steigende Prävalenz der Untergewichtigkeit in den Industrieländern (Eagles et al. 1995).

Ein von der Norm abweichender Body-Mass-Index in der Schwangerschaft wird sowohl mit einer Vielzahl von maternalen als auch fetalen Risiken in Zusammenhang gebracht. Es wird angenommen, dass maternales Übergewicht und Adipositas in der Schwangerschaft den mütterlichen Blutdruck, den Glukosestoffwechsel und auch den Entbindungsmodus zu beeinflussen vermögen (Sebire et al. 2001). Das Kind betreffend wird von einem erhöhten Risiko für eine postnatale Hypoglykämie (Stotland et al. 2006), eine kindliche Makrosomie (Schaefer-Graf et al. 2003). und verschiedene postnatale Komplikationen sowie einer damit verbundenen häufigeren Aufnahme auf eine neonatologische Intensivstation ausgegangen (Callaway et al. 2006).

Für untergewichtige Schwangere postulieren andererseits verschiedene Studien eine steigende Prävalenz einer intrauterinen Wachstumsretardierung und eines erniedrigten

Geburtsgewichtes (Doherty et al. 2006) sowie ein steigendes Risiko für eine drohende Frühgeburt (Sebire et al. 2001).

Um sinnvolle Maßnahmen der primären und sekundären Prävention von Über- und Untergewicht und deren Auswirkung auf die mütterliche und kindliche Gesundheit zu etablieren, ist eine genaue Kenntnis der auftretenden Erkrankungen bei Mutter und Kind vor dem Hintergrund eines von der Norm abweichenden mütterlichen BMI notwendig.

1.4 Der maternale BMI und dessen Einfluss auf das Frühgeburtenrisiko und die perinatale Mortalität

Mehrere Studien belegen ein erhöhtes Risiko einer Frühgeburt (< 33 SSW) bei adipösen- oder übergewichtigen Schwangeren (Bhattacharya et al. 2007; Smith et al. 2007). Hierfür scheint eine diabetische Stoffwechsellage der Schwangeren, die gehäuft mit einer Adipositas in der Schwangerschaft assoziiert ist, verantwortlich zu sein, da sie das Risiko einer Plazentainsuffizienz und somit das Frühgeburtenrisiko erhöht. Nicht nur das mütterliche Übergewicht sondern auch ein erniedrigter mütterlicher BMI führt zu einer erhöhten Rate an Frühgeburten (Sebire et al. 2001).

Das mütterliche Gewicht in der Schwangerschaft beeinflusst aber nicht nur das Frühgeburtenrisiko an sich, sondern auch die perinatale Mortalität. Demzufolge weisen die Kinder der Schwangeren mit einem erhöhten BMI ein signifikant höheres Risiko für einen intrauterinen Fruchttod oder neonatalen Tod (innerhalb der ersten sieben Lebenstage) auf (Stepan et al. 2006).

Bei untergewichtigen Schwangeren wurde hingegen in mehreren Studien keine Korrelation zwischen der perinatalen Mortalität und dem niedrigen BMI belegt (Sebire et al. 2001). Möglicherweise ist ein niedriger mütterlicher BMI zwar mit einer kürzeren Schwangerschaft und niedrigerem Gewicht assoziiert, beeinflusst aber nicht signifikant die Mortalität des Neugeborenen.

1.5 Der maternale BMI und dessen Einfluss auf den Entbindungsmodus und geburtshilfliche Komplikationen

Zusammenhänge zwischen einer häufigeren operativen Entbindung adipöser oder übergewichtiger Mütter sind bekannt und durch zahlreiche Studien belegt (Doherty et al. 2006). Dabei steigt die Wahrscheinlichkeit einer Schnittentbindung mit zunehmenden BMI-Werten. Eine Studie von Seligman et al. zeigte eine Sectiorate von 53 % bei adipösen Schwangeren im Vergleich zu lediglich 43,1 % bei übergewichtigen Frauen und von 35,1 % bei normalgewichtigen Frauen. Adipöse Frauen wurden in dieser Studie also 1,8-mal häufiger per Kaiserschnitt entbunden als Normalgewichtige (Seligman et al. 2006). Eine überproportionale Gewichtszunahme der Mutter während der Schwangerschaft erhöht ebenfalls die Rate der Entbindungen durch einen Kaiserschnitt (Jensen et al.2005). Zahlreiche Studien sehen die Ursache der Häufung operativer Endbindungen bei adipösen Müttern in deren Assoziation mit der kindlichen Makrosomie (siehe 1.6; Mocanu et al. 2000).

Darüber hinaus scheint die Häufung eines protrahierten Geburtsverlaufs, der nach den Leitlinien der Deutschen Gesellschaft für Gynäkologie und Geburtshilfe e.V. zu den häufigsten Indikationen für eine Sectio zählt, ebenfalls mit einem erhöhten BMI während der Schwangerschaft vergesellschaftet zu sein (Vahratian et al. 2004). Damit im Zusammenhang stehen möglicherweise Ergebnisse von Studien, die postulieren, dass Schwangere mit einem erhöhten BMI eine deutlich schlechtere Kontraktilität der Uterusmuskulatur aufweisen. Die Amplitude und Häufigkeit der Kontraktionen des Uterus zeigte sich bei adipösen Schwangeren signifikant niedriger als bei Normalgewichtigen (Zhang et al. 2007). Bei Kindern untergewichtiger Mütter konnte eine geringere Rate an Schnittentbindungen und vaginal operativen Entbindungen als bei normalgewichtigen Müttern und somit eine protektive Wirkung eines niedrigeren BMI gezeigt werden (Doherty et al. 2006; Seligman et al. 2006). Diese Ergebnisse stimmen mit den Erkenntnissen der erwähnten Studien überein, die eine bei niedrigem maternalem BMI seltenere kindliche Makrosomie als häufige Ursache für Sectio und vaginal operative Entbindungen ansehen.

1.6 Der maternale BMI und dessen Einfluss auf das kindliche Geburtsgewicht

Das erhöhte Risiko von adipösen Schwangeren für eine operative Entbindung scheint in einem unmittelbaren Zusammenhang mit dem kindlichen Geburtsgewicht zu stehen. Es konnte mehrfach gezeigt werden, dass eine überdurchschnittliche Gewichtszunahme in der Schwangerschaft eine Makrosomie des Kindes zur Folge haben kann (Stotland et al. 2006). Aber nicht nur die unverhältnismäßige Gewichtszunahme in der Schwangerschaft selbst beeinflusst das kindliche Geburtsgewicht, sondern auch der präexistent erhöhte BMI der Mutter. Viele Studien zeigen, dass eine zum Beginn der Schwangerschaft bestehende Adipositas oder Übergewichtigkeit der Mutter das kindliche Risiko für eine Makrosomie erhöht (Schaefer-Graf et al. 2003).

Das fetale Wachstum wird hierbei insbesondere im dritten Trimester durch die maternale Glukosekonzentration und deren Stimulation der fetalen Insulinproduktion bestimmt (Schaefer-Graf et al. 2003). Diverse Studien zeigen eine Korrelation zwischen mütterlichem Übergewicht bzw. Adipositas und der erhöhten Prävalenz eines pathologischen Glukosetoleranztestes (Hackmon et al. 2007). Eine übermäßige transplazentare Zufuhr von Kohlenhydraten kann im Fetus einen Hyperinsulinismus induzieren. Insulin ist eines der wichtigsten Wachstumshormone *in utero* (Kiess 1993). Diese vermehrte Insulinproduktion und -Sekretion im fetalen Organismus beeinflusst nicht nur das Geburtsgewicht, sondern auch den postnatalen Stoffwechsel des Neugeborenen (siehe 1.7).

Simmons und Brier gehen davon aus, dass bei Müttern mit Gestationsdiabetes eine vom Brennwert der Nährstoffe abhängige Prädisposition für eine kindliche Makrosomie durch maternales Übergewicht entsteht (Simmons und Brier 2000). Diese Hypothese stimmt mit Daten überein, die zeigen, dass eine Diätbehandlung abgezielt auf eine Gewichtsreduzierung der Mütter mit Gestationsdiabetes das Geburtsgewicht der Kinder positiv beeinflussen kann (Lauszus et al. 1999). Der maternale BMI nimmt keinen Einfluss auf die Größe bei der Geburt, wobei die Assoziation mit dem Kindsgewicht bestehen bleibt. Diese Beobachtung suggeriert, dass der mütterliche BMI einen größeren Effekt auf die "Fettkompartimente" des Kindes als auf sein muskoskeletales System hat.

Verschiedene Studien postulieren die Assoziation eines niedrigen maternalen BMI mit einer intrauterinen Wachstumsretardierung und einem erniedrigten Geburtsgewicht (Doherty et al. 2006). Als Ursache scheint am ehesten ein verringertes Angebot an Proteinen und Kohlenhydraten eine Rolle zu spielen. Ebenso wäre eine Assoziation einer geringeren Adipozytenzahl der untergewichtigen Schwangeren mit einer niedrigeren Konzentration an adipozytenabhängigen Wachstumshormonen (Insulin, IGF etc.) denkbar (Nam und Marcus 2000).

1.7 Der maternale BMI und dessen Einfluss auf den postnatalen Glukosestoffwechsel

Eine kindliche Hypoglykämie, die als Verminderung der Blutzuckerwertes unter 35 mg/dl innerhalb der ersten 24 Lebensstunden definiert ist, findet sich häufiger bei maternaler Adipositas (Doherty et al. 2006) und pathologischer Gewichtzunahme während der Schwangerschaft (Stotland et al. 2006).

Glukose stellt beim Feten und beim Neugeborenen die Hauptenergiequelle für das Wachstum und für den Stoffwechsel des Gehirns dar. Infolge vermehrter Glukosezufuhr durch eine Mutter mit einer pathologischen Glukosestoffwechsellage kommt es zu fetalem Hyperinsulinismus und Hypertrophie der fetalen Inselzellen. Nach Abnabelung kommt es zum Sistieren der mütterlichen Glukosezufuhr bei den betroffenen Kindern und somit zu einem rapiden Abfall der Blutzuckerwerte im Serum. Eine erniedrigte Glukosekonzentration postnatal erhöht u.a. das Risiko für eine zerebrale Retardierung sowie für diverse Entwicklungsstörungen wie Beeinträchtigungen der Motorik und Lernschwächen. Zusätzlich kommt es zu einem häufigerem Auftreten von kindlichem Krampfleiden und epileptoiden Anfällen (Salhab et al. 2004). Gehäuft kommt die postnatale Hypoglykämie auch bei einem Gestationsdiabetes vor, und ist dann mit einem erhöhten Risiko des Kindes für weiter Komplikationen, die mit dem Gestationsdiabetes vergesellschaftet sind, assoziiert (siehe oben; 1.5). Eine postnatale Hypoglykämie ist eine Indikation zur weiteren stationären Überwachung des Kindes und beeinflusst somit die Wahrscheinlichkeit, dass das Kind auf eine neonatologische Intensivstation aufgenommen werden muss (siehe 1.8).

Bei Kindern untergewichtiger Mütter zeigen sich in mehreren Studien keine signifikante Assoziation mit einem erhöhten Risiko für eine postnatale Hypoglykämie (Doherty et al. 2006).

1.8 Der maternale BMI und dessen Einfluss auf die stationäre Aufnahme auf die neonatologische Station

Es ist auffällig, dass Kinder adipöser oder übergewichtiger Mütter häufiger eine stationäre neonatologische Betreuung mit vollen Intensivkapazitäten benötigen (Callaway et al. 2006) als Kinder normalgewichtiger Mütter. Hierbei ist der Prozentsatz an notwendigen Verlegungen von Kindern adipöser Mütter auf eine solche Station im Vergleich zu den Kindern Normalgewichtiger um bis auf das Dreieinhalbfache erhöht, Aus gesundheitsökonomischer Sicht kommt es hierbei - durch den verlängerten Krankenhausaufenthalt - zu einer deutliche Zunahme der Kosten für das Gesundheitssystem (Callaway et al. 2006). Eine begrenzte Zahl an Studien belegt darüber hinaus eine höhere Wahrscheinlichkeit der Notwendigkeit einer mechanischen Beatmung, eines Inkubators, einer parenteralen Ernährung oder einer möglichen Reanimation für Kinder übergewichtiger oder adipöser Mütter (Usha Kiran et al. 2005).

1.9 Fragestellung

Im Vergleich zu den in vielen Studien untersuchten mütterlichen und kindlichen Risiken und Komplikationen, die mit einem veränderten maternalen BMI assoziiert sind, bleiben Zusammenhänge mit der Verlegung auf eine neonatologische Station mit vollen Intensivkapazitäten dennoch unterrepräsentiert.

Das gilt im Besonderen für die spezielle Fragestellung in Bezug auf die verschiedenen Indikationen für eine solche Verlegung in Abhängigkeit vom maternalen BMI.

Grundsätzlich existieren zwei Indikationen für eine Verlegung auf eine neonatologische Station: Die Notwendigkeit einer Beobachtung bzw. Überwachung des Kindes und eine ernsthafte Erkrankung bzw. ein deutlich reduzierter Allgemeinzustand. Selbstverständlich ergeben sich daraus deutlich differierende Krankheitsverläufe und Prognosen für die betreffenden Kinder. Damit wird die besondere Bedeutung einer Differenzierung der Gründe für die Notwendigkeit einer intensivstationären Überwachung deutlich. In dieser Studie kommt daher eine besondere Aufmerksamkeit den Umständen der Verlegung der Neugeborenen auf eine neonatologische Station, in Abhängigkeit vom maternalen BMI zu.

Konkret will diese Arbeit an einer großen urbanen Kohorte von Müttern und Kindern folgende Fragen beantworten:

Welche Auswirkungen hat ein von der Norm abweichender maternaler BMI auf morphologische Parameter des Kindes, also auf Größe, Kopfumfang und Ponderalindex?

Wie wirkt sich ein normdevianter maternaler BMI auf klinische Parameter des Kindes aus, beispielsweise auf APGAR-Werte oder postnatalen Blut-pH?

Existiert ein Einfluss des maternalen BMI auf wichtige geburtshilfliche Parameter wie Kindslage, Geburtsmodus und Gestationsalter?

Beeinflusst der maternale BMI die Wahrscheinlichkeit einer postnatalen Aufnahme auf eine spezialisierte neonatologische Station?

Gibt es im Kollektiv der Kinder, die auf eine neonatologische Station aufgenommen wurden, Unterschiede in Diagnosen und Krankheitsverlauf in Abhängigkeit vom jeweiligen maternalen BMI?

2 Material und Methoden

2.1 Aufbau der Studie und Datenerhebung

Die hier vorliegende Studie wurde durch die Ethikkommission der Charité genehmigt. Außerdem lag von allen Frauen eine schriftliche Einverständniserklärung zur Teilnahme an der Studie vor. Die Daten der Frauen wurden gemäß dem Datenschutzgesetz und den Datenschutzrichtlinien der Charité behandelt.

Die primäre Studienpopulation bestand aus 2234 Frauen, welche im Zeitraum von Januar 2000 bis Dezember 2003 in der Abteilung Geburtsmedizin an der Charité Berlin entbunden wurden.

Es wurde zunächst eine ausführliche Anamnese bei allen teilnehmenden Frauen erhoben. Ein Teil der klinischen Informationen über den Verlauf der Schwangerschaft wurden dem Mutterpass entnommen. Dabei wurden folgende Parameter in die Datenbank übernommen:

das Alter

die Größe

der maternale Gewichtsverlauf

die Anzahl vorangegangener Schwangerschaften und Entbindungen

Rauchen während der Schwangerschaft

das Gestationsalter bei Geburt

die Ergebnisse der regelmäßigen Urinstix-Kontrollen

die klinischen Beurteilungen von Ödemen

die Blutdruckmessungen im Verlauf der Schwangerschaft.

Die biometrischen Daten der Neugeborenen sowie APGAR-Werte und der pH-Wert des Nabelschnurblutes wurden routinemäßig gleich im Anschluss an die Geburt gemessen und konnten ebenfalls in die Datenbank aufgenommen werden. Der Body-Mass-Index (BMI) wurde als Quotient aus mütterlichem Körpergewicht und dem Quadrat der mütterlichen

Körpergröße (kg/m²) errechnet (Deutsche Adipositas- Gesellschaft (DAG); Prävention und Therapie der Adipositas. 2006). Für die Studie wurde der jeweils erste aus den Vorsorgeuntersuchungen durch den Arzt bestimmte BMI (1. Trimenon) verwendet.

Kinder, die bezogen auf eine deutsche Referenz-Population (Voigt et al.1996) ein Geburtsgewicht unter der 10. Perzentile zeigten, wurden als Small for gestational age/SGA (klein für das Schwangerschaftsalter), Kinder über der 10. Perzentile als large for gestational age/LGA (groß für das Schwangerschaftsalter) bezeichnet.

Da ein Vergleich der einzelnen Parameter von Frauen mit Mehrlingsschwangerschaften und Einlingsschwangerschaften auf Grund der unterschiedlichen Entwicklung nicht möglich bzw. nicht sinnvoll ist, wurden alle Frauen mit Mehrlingsschwangerschaften ausgeschlossen. Ebenfalls von der Studie ausgeschlossen wurden diejenigen Mütter, bei denen bereits vor der Schwangerschaft ein Diabetes mellitus diagnostiziert worden war bzw. bei denen keine eindeutigen diesbezüglichen Daten vorlagen.

Es wurden 2049 Mutter/Kind-Paare in die Studie eingeschlossen.

Eine nicht unerhebliche Anzahl von Kindern, nämlich 24,7 % aller Neugeborenen, wurde in stationäre neonatologische Betreuung der Charité aufgenommen. Von diesen Kindern wurden die für unsere Studie relevanten medizinischen Daten aus den medizinischen Unterlagen übernommen. Hierzu gehörten:

die jeweilige klinische Diagnose,

auftretende Komplikationen

durchgeführte Behandlungen wie z. B. Sauerstoffapplikation, antibiotische Therapien, maschinelle Beatmung bzw. maschinelle Atemunterstützung.

Dauer des stationären Aufenthaltes

2.2 Statistische Auswertung

2.2.1 Gruppeneinteilung und univariate Analyse mittels Chi²-Test und T-Test

Die erhobenen Daten wurden mit dem statistischen Analyse-Programm SPSS (Statistical Package for the Social Sciences), Version 12.0 (Chicago, IL, USA) analysiert. Von einer statistischen Signifikanz wurde bei einer Überschreitungswahrscheinlichkeit (p-Wert) < 0.05 ausgegangen.

Die Teilnehmerinnen der Studie wurden gemäß ihres Body-Mass-Index' (BMI) in vier Gruppen, in Anlehnung an die Empfehlung der Deutschen Adipositas-Gesellschaft (DAG), aufgeteilt (siehe **Tabelle 1**).

Die initiale Auswertung der vorhandenen diskreten Daten (zählbare Daten wie z.B das Vorhandensein einer bestimmten Diagnose wie Sectiorate, Frühgeburtlichkeit etc.) im gesamten Kollektiv erfolgte mittels des Chi²-Tests, die der stetigen Daten (gemessene Daten wie z.B. Kopfumfang, Geburtslänge etc.) mittels des T-Tests für unpaare Stichproben. Diejenigen Neugeborenen, welche auf die neonatologische Station aufgenommen wurden, waren ebenfalls in Gruppen abhängig vom BMI ihrer Mütter eingeteilt (siehe oben). Mit der Absicht Unterschiede in Diagnosen und Behandlungen dieser Kinder zu entdecken, wurden die Daten wiederum mittels Chi²-Test (diskrete Daten) oder T-Test für unpaare Stichroben (stetige Daten) analysiert.

2.2.2 Multivariate lineare Regressionsanalyse

Mögliche Zusammenhänge des mütterlichen BMI mit anderen quantitativen, mütterlichen Parametern wurden mittels multivariater linearer Regressionsanalyse überprüft. Es wurde der Zusammenhang zwischen einer metrisch gemessenen Zielgröße wie z. B. dem kindlichen Geburtsgewicht und den Einflussgrößen, wie z. B. dem BMI, dem Gestationsalter, dem maternalen Alter etc. mittels eines multivariaten Modells

Geburtsgewicht in Kg= b_0+ b_1* BMI in Kg/m² +b_2* Gestationsalter+ b_3* maternales Alter

berechnet, wobei die lineare Regressionsanalyse Schätzungen der Koeffizienten b0, b1... liefert. Die Koeffizienten stehen dabei für die quantitative Größe des Zusammenhangs. Jede Erhöhung um eine BMI-Einheit vergrößert bspw. das kindliche Geburtsgewicht um b1 Einheiten. Gegenüber dem einfachen Zusammenhang erlaubt das multivariate Regressionsmodell eine exaktere Bestimmung des eigentlich interessierenden Einflusses des maternalen BMI durch eine Bereinigung um die übrigen Einflüsse (z. B. Gestationsalter).

Die Auswahl der Kovariablen erfolgte aufgrund bereits veröffentlichter Daten in der Literatur (Pfab et al. 2006; Cnattingius et al.1992; Jacobsson et al. 2004) und den Ergebnissen der univariaten Analyse mittels T-Test (siehe Übersichtstabelle).

Es wurden bei allen Analysen folgende Kovariablen berücksichtigt:

das mütterliche Alter

die Anzahl vorausgegangener Geburten

mütterliches Rauchen während der Schwangerschaft

Sofern die untersuchte Zielvariable ein kindlicher Parameter war (z. B. Geburtsgewicht) wurden zusätzlich folgende Parameter als Kovariablen berücksichtigt:

das Geschlecht des Kindes

das Gestationsalter

2.2.3 Binär logistische Regressionsanalyse

Da die lineare Regressionsanalyse lediglich einen quantitativen Einfluss einer Variablen (z. B. maternaler BMI) auf eine stetige Zielvariable (z. B. Geburtsgewicht) leisten kann, ist dieses Verfahren zur Untersuchung binärer (Ja/Nein) Parameter (z. B. Frühgeburtlichkeit, Sectio) ungeeignet. Hierzu bietet sich die binär logistische Regressionsanalyse an. Bei dieser muss die Zielvariable binär strukturiert sein und die Ausgabe erfolgt als Odds Ratio (OR) pro Einheit der unabhängigen Variablen. Ist diese stetig (z. B. BMI), so ergibt das Verfahren also eine Odds Ratio pro gestiegenem BMI-Punkt für das Eintreffen der abhängigen Variablen (z.B. einer Sectio). Da diese Größe jedoch sehr unanschaulich ist, empfiehlt sich die Einteilung der unabhängigen Variablen (maternaler BMI) in Gruppen (siehe oben) und die Festlegung der Normalgruppe als Referenz. Somit ergibt das Verfahren eine OR für jede Gruppe im Vergleich zur Referenzgruppe. Eine OR von beispielsweise 1,5 in der übergewichtigen Gruppe für die Zielvariable kindliche Makrosomie würde ein eineinhalbfach erhöhtes Makrosomierisiko dieser Gruppe im Vergleich zur normalgewichtigen Referenzgruppe bedeuten. Die Referenzgruppe hat bei solcher Analyse natürlich immer eine OR von 1.

Bei der binär logistischen Regressionsanalyse wurden dieselben Kovariablen benutzt wie bei der linearen Regression (siehe 2.2.2).

3 Ergebnisse

3.1 Deskription der Studienpopulation

Das nachfolgende Histogramm zeigt die Kohorte bezüglich ihres Geburtsgewichtes und in Bezug auf die Normalverteilungskurve. Es lässt sich eine Normalverteilung bezüglich des Geburtsgewichtes der in dieser Arbeit untersuchten Neugeborenen erkennen. Dies unterstreicht, dass keine verfälschende Selektion bezüglich des Patientengutes vorliegt. Es stellt sich allerdings eine Verformung (Ausfransung) der Kurve nach links zu extrem niedrigen Geburtsgewichten dar.

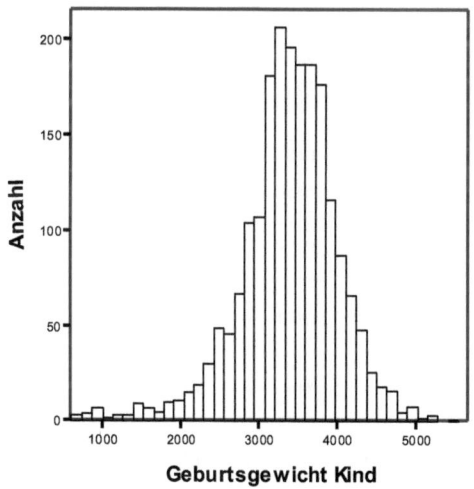

Abbildung 1: Kohorte bezüglich ihres Geburtsgewichtes und in Bezug auf die Normalverteilungskurve.

Beschreibende Daten der Studienpopulation werden in der Tabelle 2 gezeigt. Die univariate Datenanalyse zeigte mittels T-Test (kontinuierliche Variablen) und Chi-Quadrat Test (kategoriale Variablen), signifikante Unterschiede zwischen den Gruppen mit einem unterschiedlichen mütterlichen Body-Mass-Index bezüglich verschiedener mütterlicher und kindlicher Parameter, wie Komplikationen durch arteriellen Hypertonus, Ödeme, Frühgeburt, Sectiorate, fetaler Morphologie und das Risiko des Neugeborenen auf eine Intensivstation verlegt zu werden. Basierend auf diesen Ergebnissen wurde mit der multivariaten Regressionsanalyse gearbeitet um die Resultate bezüglich möglicher Confounder anzugleichen.

Tabelle 2: Deskriptive Daten zur Studienpopulation

	normalgewichtig (n=1446)			untergewichtig (n=163)			übergewichtig (n=309)			adipös (n=126)		
Alter	30.2	±	5.4	27.9	±	6.1**	30.7	±	5.9	29.5	±	5.9
Parität	1.5	±	0.8	1.5	±	0.9	1.6	±	0.9*	2.0	±	1.2**
Erstgebärende (%)	64.8			67.9			58.3*			43.9**		
Gewichtszunahme während der Schwangerschaft (kg)	15.9	±	5.4	15.7	±	5.1	15.5	±	6.5	12.8	±	6.9**
Mütterlicher BMI	21.4	±	1.7	17.6	±	0.7**	26.9	±	1.3**	33.9	±	3.3**
Rauchen während der Schwangerschaft (%)	16.3			25.2*			16.5			14.3		
Frühgeburtlichkeit (%)	7.6			16.8**			12.2*			8.9		
Gestationsalter (in Wochen)	39.0	±	2.1	38.6	±	2.6(*)	38.8	±	2.5	39.0	±	1.9
Sectiorate (%)	25.2			24.2			35.9**			32.5		
RR syst. in 1. Hälfte der Schwangerschaft (mmHg)	114.3	±	11.1	109.7	±	10.4**	119.4	±	11.8**	125.9	±	11.7**
RR syst. in 2. Hälfte der Schwangerschaft mmHg	115.3	±	10.0	111.4	±	9.6**	120.8	±	11.9**	125.9	±	10.6**
RR dia. in 1. Hälfte der Schwangerschaft mmHg	67.7	±	7.5	65.2	±	6.6**	71.8	±	7.9**	75.1	±	7.4**
RR dia. in 2. Hälfte der Schwangerschaft mmHg	69.1	±	6.9	66.8	±	6.8**	72.9	±	7.8**	75.4	±	6.9**
Hypertensive Komplikationen (%)	5.7			2.5			13.2**			16.7**		
Proteinurie in 2. Hälfte der Schwangerschaft (%)	37.4			31.6			41.6			45.0		
Periph. Ödeme in 2. Hälfte der Schwangerschaft (%)	34.6			19.1**			55.9**			59.3**		
Geschlecht des	52.5			52.8			58.9*			52.4		

	normalgewichtig (n=1446))			untergewichtig (n=163)			übergewichtig (n=309)			adipös (n=126)		
Kindes (männlich%)												
Geburtsgewicht (g)	3347.1	±	607.8	3209.9	±	666.7*	3452.5	±	644.2*	3587.4	±	617.5**
Geburtslänge (cm)	50.8	±	3.0	50.0	±	3.7*	51.2	±	2.9*	51.3	±	2.9
Kopfumfang (cm)	34.7	±	2.0	34.3	±	2.9*	34.9	±	2.4*	35.2	±	1.7*
Ponderal- Index	25.4	±	3.2	25.6	±	2.9	25.7	±	2.5	26.7	±	4.9**
LGA (%)	10.8			7.8			17.2*			27.6**		
SGA (%)	11.6			14.9			6.4*			8.9		
APGAR 5 min	9.4	±	0.9	9.3	±	0.9	9.3	±	1.0	9.3	±	0.9
APGAR 10 min	9.7	±	0.6	9.7	±	0.6	9.6	±	0.6	9.6	±	0.7
Nabelschnurblut pH	7.28	±	0.08	7.26	±	0.08*	7.28	±	0.07	7.27	±	0.07
Verlegung in Neonatologie (%)	22.9			20.2			30.4*			37.3**		

Legende: */**: $p<0.05/0,001$ gegenüber der normalgewichtigen Gruppe. Mittelwert ± Standartabweichung, Metrische Daten wurden durch den T- Test analysiert. Binäre Daten wurden durch den chi^2- Test analysiert.

3.2 Auswirkungen des mütterlichen BMI auf den Entbindungsmodus

Um die Beziehung zwischen dem mütterlichen Body-Mass-Index und geburtshilflichen Komplikationen wie Häufigkeit notwendiger Schnittentbindungen, Lageanomalien und Frühgeburtlichkeit darzustellen wurde eine logistische Regressionsanalyse angewandt. Die Ergebnisse wurden in Tabelle 3 dargestellt.

Tabelle 3: Logistische Regressionsanalyse bzgl. geburtshilflicher Komplikationen

Abhängige Variable	Normal-gewichtigkeit	Untergewicht OR (95%-CI)	Übergewicht OR (95%-CI)	Adipositas OR (95%CI)
Schnittentbindung	1	NS	1.73(1.31-2.28)**	1.82(1.20-2.77)*
Ungünstige Geburtslage	1	NS	NS	NS
Makrosomie (>4000g) &	1	NS	1.54(1.06-2.24)*	2.07(1.25-3.42)*
Frühgeburtlichkeit (<37 SSW)	1	2.39(1.46-3.89)**	1.65(1.10-2.49)*	NS
Verlegung in Neonatologie &	1	NS	1.47(1.09-1.99)*	2.22(1.47-3.36)**

Legende: *: $p< 0.05$; **: $p< 0.001$; &: adjustiert für Geschlecht und Gestationsalter, „ungünstige Geburtslage" wurde definiert als alle anderen Geburtslagen als Schädellage (Beckenendlage, Steißlage, Querlage).

Die mütterliche Inzidenz peripherer Ödeme, hypertensiver Komplikationen (schwangerschaftsinduzierter Hypertonus und Präeklampsie) sowie verschiedene geburtsmedizinische Parameter wurden mittels einer Logistischen Regressionsanalyse dargestellt.

Mütter mit einem Diabetes mellitus vor der Schwangerschaft wurden ausgeschlossen, die Mütter wurden entsprechend ihres BMI in Gruppen unterteilt, normalgewichtige Mütter wurden als Referenz herangezogen. Mütterliches Alter, Rauchen, und Parität wurden als Kovariaten eingesetzt.

In dieser Studienpopulation wurden übergewichtige bzw. adipöse Mütter, im Vergleich zu Müttern mit einem Normalgewicht, mit einer deutlich erhöhten Wahrscheinlichkeit operativ (Sectio Caesarea) entbunden (OR 1,6). Diese Assoziation konnte nicht für untergewichtige Frauen gezeigt werden.

Bezüglich der Geburtslage wurden der günstigen Schädellage die verschiedenen geburtsungünstigen, bzw. geburtsunmöglichen Lagen (Beckenendlage, Steißlage, Querlage) gegenübergestellt. Hierbei konnte keine Assoziation des mütterlichen BMI mit einer ungünstigen fetalen Lage festgestellt werden.

Das Risiko einer Frühgeburt war bei untergewichtigen Schwangeren signifikant erhöht (OR 2,4), während sich lediglich bei übergewichtigen Müttern, nicht aber bei adipösen Schwangeren eine leichte Häufung im Vergleich zu normalgewichtigen Schwangeren zeigte.

In dieser Studie zeigte sich bei Kindern übergewichtiger und adipöser Mütter eine signifikant höhere Wahrscheinlichkeit für eine Makrosomie (OR 1,5, bzw. 2,1) sowie für die Notwendigkeit einer Verlegung auf eine spezialisierte neonatologische Station (OR 1,5, bzw. 2,2). Diese Assoziation zeigte sich nicht für Kinder untergewichtiger Schwangerer.

3.3 Auswirkungen des mütterlichen BMI auf morphologische und funktionelle Parameter des Kindes

Eine lineare Regressionsanalyse wurde durchgeführt, um signifikante Assoziationen zwischen dem maternalem BMI und kindlichen morphologischen und funktionellen Parametern zu untersuchen. Eine hochsignifikante Korrelation zeigte sich zwischen dem mütterlichen BMI und allen morphologischen Parametern des Kindes, wie Geburtsgewicht, Geburtslänge, Kopfumfang und Ponderal-Index (Geburtsgewicht[g]/Geburtslänge[cm]^3). Bezüglich funktioneller Kenngrößen wie APGAR-Werten bei 5 und 10 Minuten post partum oder des pH-Wertes des Nabelschnurblutes konnten hingegen keine Zusammenhänge zum BMI der Mutter belegt werden (siehe Tabelle 4).

Tabelle 4 Lineare Regressionsanalyse mütterlicher und kindlicher morphologischer und funktioneller Parameter.

Abhängige Variable	Regressions-koeffizient	95% Konfidenz-intervall	p
Geburtsgewicht (g)	18.29	13.16-23.42	< 0.001
Länge (cm)	0.05	0.02-0.08	< 0.001
Kopfumfang (cm)	0.05	0.03-0.07	< 0.001
Ponderal- Index	0.07	0.04-0.11	< 0.001
APGAR nach 5 min	-	-	NS
APGAR nach 10 min	-	-	NS
Nabelvenen- pH	-	-	NS

Legende: Fetale morphologische und funktionale Parameter wurden mittels einer linearen Regressionsanalyse ermittelt. Mütter mit einem Diabetes mellitus vor der Schwangerschaft wurden ausgeschlossen, die Mütter wurden entsprechend ihres BMI in Gruppen unterteilt, normalgewichtige Mütter wurden als Referenz herangezogen. Mütterliches Alter, Rauchen, und Parität wurden als Kovariaten eingesetzt.

Folgende Graphiken (Punktwolken mit Regressionsgeraden) veranschaulichen die signifikanten Zusammenhänge:

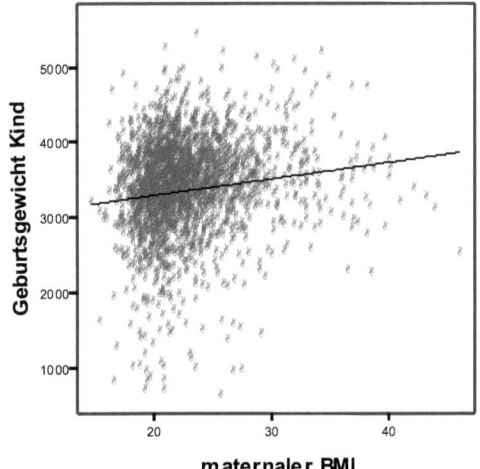

Abbildung 2:
Das Geburtsgewicht des Kindes in Abhängigkeit vom maternalen BMI.

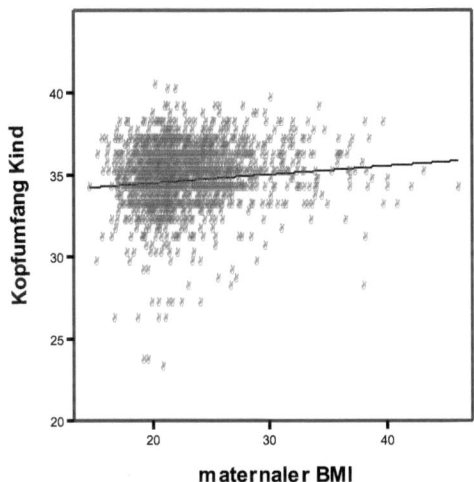

Abbildung 3: Der Kopfumfang des Kindes in Abhängigkeit vom maternalen BMI

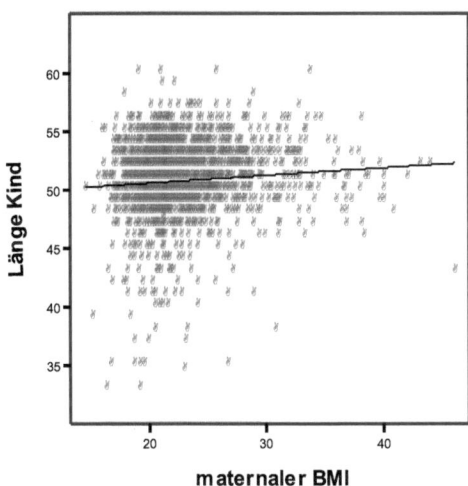

Abbildung 4: Die Geburtslänge des Kindes in Abhängigkeit vom maternalen BMI.

3.4 Untersuchungen der Kinder, die auf eine neonatologische Station verlegt wurden.

Tabelle 5: Diagnosen/Parameter der Kinder, die auf die neonatologische Station verlegt wurden

Parameter	Normal-gewichtige Mütter	Untergewichtige Mütter	Übergewichtige Mütter	Adipöse Mütter
n (abs./%)	331/65.5	33/6.5	94/18.6	47/9.3
Geburtsgewicht (g)	3058+/-857	2669+/-959*	3223+/-907	3626+/-724**
Länge(cm)	49+/-4	47+/-5*	50+/-4	51+/-3**
Kopfumfang (cm)	34+/-3	33+/-3	35+/-2*	35+/-2*
Frühgeburtlichkeit (%)	23	53*	32	17
Geburt in SSW	38+/-3	36+/-4*	37+/-3	39+/-2
Malformationen /Chromosomenanomalien (%)	32	33	36	34
Hypoglykämie (%)	9	6	9	26*
IRDS (%)	5	12	6	0
Sepsis (%)	5	6	5	0
Tod (%)	0.6	6.1*	0	0
Antibiotische Therapie (%)	34	39	32	26
Mech. Beatmung (%)	11	21	10	2
Sauerstoffgabe (%)	19	30	16	4*
Geburtstraumata (%)	2	0	1	2
Neonatologie- Aufenthalt (in Tagen)	11+/-17	13+/-16	10+/-18	6+/-5**
APGAR (5 min)	9.0+/-1.2	8.9+/-1.2	8.8+/-1.3	9.1+/-1.0
APGAR (10 min)	9.4+/-1.0	9.4+/-1.0	9.3+/-1.0	9.5+/-1.0
Nabelschnur- pH	7.29+/-0.09	7.25+/-0.09*	7.28+/-0.08	7.29+/-0.07

Legende: */** p< 0.05/0.001 gegenüber der Gruppe der Normalgewichtigen; IRDS: Kindliches Atemnotsyndrom (Infant Respiratory Distress Syndrome). Die metrischen Daten wurden als Mittelwert +/- Standardabweichung dargestellt. Kinder, welche auf die neonatologische Station verlegt wurden, wurden entsprechend der mütterlichen BMI-Werte in Gruppen aufgeteilt. Die Daten wurden mittels T-Test (kontinuierliche Variable) und Chi-Quadrat Test (kategorialen Variablen) ermittelt.

Es wurden insgesamt 505 Kinder (24,7 %) auf die neonatologische Station der Charité mit vollen Intensivkapazitäten aufgenommen. Die Neugeborenen wurden vier verschiedenen Gruppen entsprechend den BMI-Werten ihrer Mütter (untergewichtig, normalgewichtig, übergewichtig und adipös) zugeordnet. Die vorliegende Studie zeigte eine signifikant höhere Wahrscheinlichkeit für die Notwendigkeit einer neonatologischen Betreuung/Überwachung bei Kindern übergewichtiger oder adipöser Mütter (OR: 1,5/2,1). Chi-Tests und T-Tests wurden durchgeführt, um Abweichungen bezüglich der Diagnosen und angewandten Therapie/Interventionen, sowie die Notwendigkeit einer mechanischen Beatmung, zu erfassen.

Darüber hinaus wurden funktionellen Parameter wie verschiedene APGAR-Werte in gleicher Weise verglichen. Die Ergebnisse werden in Tabelle 5 dargestellt.

In der Kohorte der Kinder, die auf die neonatologische Station verlegt wurden, kam es zu folgenden Verteilungen: Kinder übergewichtiger bzw. adipöser Mütter zeigten höhere Werte bezüglich fetal- morphologischer Parameter wie Geburtsgewicht, Geburtslänge und Kopfumfang, wohingegen keine Unterschiede bezüglich funktioneller Parameter wie APGAR-Werte oder pH-Wert des Nabelvenenblutes festgestellt werden konnten. Diese Beobachtungen korrespondieren mit den Erkenntnissen, die bei den Untersuchungen der Gesamtpopulation gewonnen wurden.

Bei Kindern adipöser Mütter wurde weit häufiger eine Hypoglykämie als Indikation für eine Verlegung auf die Neonatologische Station beobachtet als bei Kindern normalgewichtigen Mütter (26 % gegenüber 9 %).

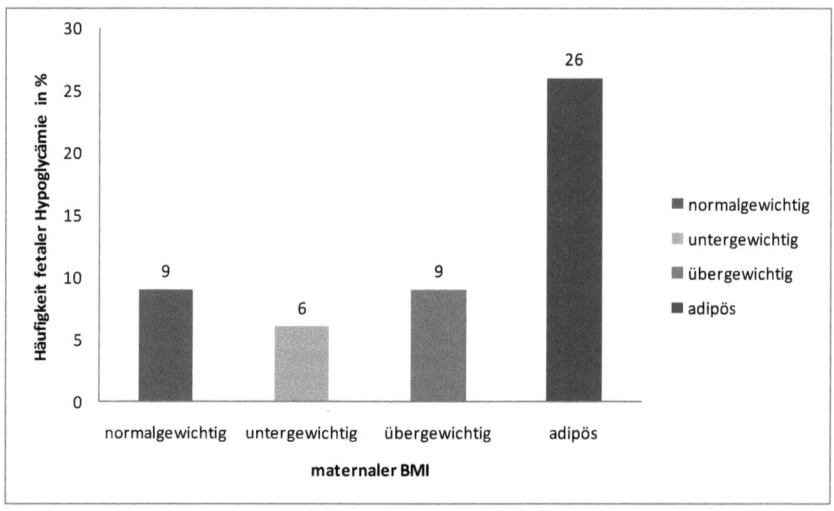

Abbildung 5: Postnatale Hypoglykämie in Abhängigkeit vom maternalen BMI

Neugeborene untergewichtiger Mütter wurden hingegen häufiger wegen eines kindlichen Atemnotsyndroms (infant respiratory distress syndrom /IRDS), welches mit niedrigeren pH-Werten des Nabelvenenblutes, einer erhöhten Inzidenz an Frühgeburtlichkeit (53 % gegenüber 23 % bei normalgewichtigen Müttern) und einer erhöhten Mortalität des Kindes korreliert ist, auf die Intensivstation verlegt.

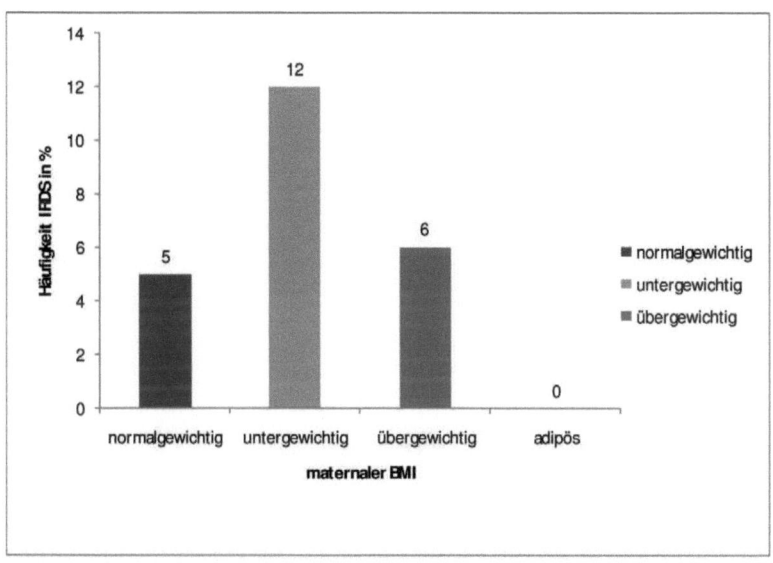

Abbildung 6: IRDS in Abhängigkeit vom maternalen BMI

Folglich zeigte sich auch in der Gruppe der Kinder untergewichtiger Mütter eine signifikant erhöhte perinatale Mortalität.

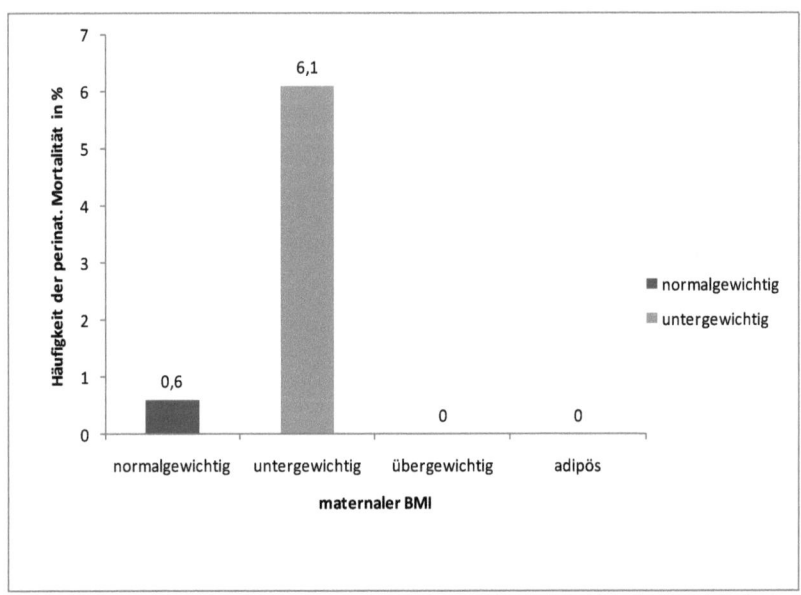

Abbildung 7: Perinatale Mortalität in Abhängigkeit vom maternalen BMI

Obwohl es bei Kindern untergewichtiger oder übergewichtiger Mütter zu keiner statistisch signifikanten Häufung der Notwendigkeit einer mechanischen Beatmung kam, ist dennoch ein Trend erkennbar, der bei untergewichtigen Müttern ein erhöhtes Risiko einer notwendigen mechanischen Beatmung zeigt. Dies ist unter anderem mit dem erhöhten IRDS-Risiko dieser Gruppe erklärbar. Allerdings kam es bei Kindern adipöser Mütter, verglichen mit den Kindern normalgewichtiger Mütter zu signifikant kürzeren Aufenthalten auf der neonatologischen Station (6 gegenüber 11 Tagen in der Gruppe von Kindern normalgewichtiger Mütter, siehe Tabelle 5).

Bezüglich fetaler Fehlbildungen und Chromosomenanomalien, Häufigkeit an Infektionen oder Geburtstraumata zeigten sich keine Abweichungen zwischen den unterschiedlichen Gruppen.

4 Diskussion

In der vorliegenden Arbeit konnte ein nachteiliger Einfluss eines veränderten maternalen Body-Mass-Index während der Schwangerschaft, sowohl auf die Mutter als auch auf das Kind nachgewiesen werden. Diese Zusammenhänge sind allgemein anerkannt und durch viele Quellen in der Literatur belegt (Doherty et al. 2006; Bhattacharya et al. 2007).

Darüber hinaus zeigt unsere Studie aber erstmalig, dass das bei Kindern übergewichtiger Mütter erhöhte Risiko einer Aufnahme auf eine spezialisierte neonatologische Station keineswegs ein Indikator für eine ernste physische Beeinträchtigung dieser Kinder sein muss.

Unsere Studie war sequentiell angelegt. Zunächst wurde der Einfluss des mütterlichen BMI auf allgemeine kindliche morphologische und funktionelle Parameter untersucht. Des Weiteren galt ein besonderes Augenmerk der Subgruppe von Kindern, die auf die neonatologische Station mit vollen Intensivkapazitäten der Charité verlegt wurden. Insbesondere wurden die in der aktuellen Forschung bisher unterrepräsentierten Indikationen und Umstände, die eine neonatologische Betreuung notwendig machten, untersucht.

Um eine Vergleichbarkeit der vorliegenden Arbeit mit anderen Studien zu gewährleisten, ist eine nähere Betrachtung der Studienpopulation notwendig.

Die Abteilung für Geburtsmedizin der Charité in Berlin steht in enger Zusammenarbeit mit der Abteilung für Pränatale Diagnostik. Letztere stellt nach der Deutschen Gesellschaft für Ultraschall in der Medizin (DEGUM) ein Zentrum der Stufe III dar. Die Einrichtung verfügt dabei über modernste invasive- und apparative fetalmedizinische Techniken. Unter anderem werden Doppler- und Farbdopplersonographien, Chorionzottenbiopsien, Amniozentesen, Chordozentesen und operative Eingriffe am Feten angeboten.

Somit ist ein größerer Anteil an Frauen, die wegen einer Risikoschwangerschaft oder Unregelmäßigkeiten im Rahmen der Schwangerschaft von einem ambulant tätigen Gynäkologen eingewiesen werden denkbar. Diese und andere Einflüsse (Selektion eines universitären Patientengutes, großstädtischer Einzugsbereich mit spezieller sozialer und ethnischer Zusammensetzung, etc) auf die Ergebnisse, stellen eine Limitierung in der Übertragbarkeit dieser Ergebnisse auf die deutsche Allgemeinbevölkerung dar.

In der untersuchten Studienpopulation war der Anteil der erstgebärenden Mütter mit 62,8 % außerordentlich hoch. Andere deutsche und europäische Studien wie von Raatikainen et al. oder Kramer et al. mit sonst vergleichbaren Populationen, zeigten mit maximal 45 % deutlich niedrigere Prozentsätze Erstgebärender (Kramer et al. 1995; Raatikainen et al. 2006). Diese Konstellation spiegelt den Status der Geburtsmedizin der Charité als Akutzentrum mit einer Risikoklientel wider. Eine weitere Erklärung für diesen hohen Anteil an erstgebärenden Müttern könnte ein möglicherweise erhöhtes Sicherheitsbedürfnis dieser Gruppe von Schwangeren darstellen. Diese ziehen vermutlich – zumindest bei der ersten Geburt – die personellen bzw. technischen Möglichkeiten einer Universitätsklinik der familienfreundlicheren und persönlicheren Umgebung eines Geburtshauses oder einer kleineren Geburtsklinik vor.

Es ist allgemein bekann, dass Erstgebärende ein erhöhtes Risiko für verschiedene mütterliche und kindliche Komplikationen haben. Verschiedene Quellen in der Literatur zeigten eine größere Wahrscheinlichkeit bei erstgebärenden Müttern für das Auftreten einer schwangerschaftsinduzierten Hypertonie und Präeklampsie. Ebenso wurde in dieser Gruppe ein erhöhtes Risiko für ein niedriges Geburtsgewicht, Frühgeburten und eine operative Entbindung gezeigt (Chan und Lao 1999). Diese Assoziationen sind zwar bei sehr jungen (< 18 Jahre) und älteren Erstgebärenden (>35 Jahre) besonders ausgeprägt, bleiben aber auch in einem Alter zwischen 18 Jahren und 29 Jahren weiterhin signifikant erhöht. Eine Selektion der Studienpopulation durch eine erhöhte Anzahl erstgebärender Mütter könnte bestehende Zusammenhänge wie den Einfluss des maternalen BMI auf ähnliche schwangerschaftlichen Komplikationen beeinflussen.

In unserer Studienpopulation waren die untergewichtigen Mütter im Durchschnitt etwas jünger als die normalgewichtige Referenzgruppe, während dies für die übergewichtigen und adipösen Mütter nicht zutraf. Dies könnte die Ergebnisse in den univariaten Analysen (in den multivariaten wurde das Alter der Mutter als Kovariable berücksichtigt) beeinflussen. In der vorliegenden Studie war das Durchschnittsalter der Schwangeren mit 29,9 Jahren ebenfalls überdurchschnittlich hoch und spiegelt somit einen weltweiten Trend wider. Bergmann et al. zeigen nach Auswertung des Berliner Geburtsregisters einen kontinuierlichen Altersanstieg der Schwangeren an verschiedenen Kliniken in Berlin von 1993 bis 1999 (Bergmann et al. 2001). Während in Schweden das Durchschnittsalter der Schwangeren von 1974 bis 2004 von

24,4 auf 28,5 stieg, kam es in den USA zu einem Anstieg von 21,4 zu 24,9 und in Japan von 25,6 auf 28,0 (Jacobsson et al. 2004).

Verschiedene Quellen in der Literatur beschreiben eine Assoziation zwischen einem erhöhten Alter der Schwangeren und verschiedensten Risiken für Mutter und Kind. Mütter in einem Lebensalter von 40 und darüber zeigen ein signifikant erhöhtes Risiko für hypertensive Komplikationen, Gestationsdiabetes, Chromosomenanomalien, Frühgeburten und Schnittentbindungen (Jacobsson et al. 2004; Spellacy et al.1986).

Dabei scheint das relative Risiko bereits im Alter von 35 Jahren signifikant zu steigen und wächst ab dem 40 Lebensjahr noch schneller an (Ventura et al. 1998). Das überdurchschnittlich hohe Alter der Mütter in der vorliegenden Population scheint ebenfalls am ehesten mit dem Status der Charité als Zentrum für Risikoschwangerschaften assoziiert zu sein. Ein Einfluss der Großstadt Berlin und einer sich von anderen Entbindungsorten unterscheidender Lebensweise und -planung ist ebenfalls denkbar. Da ältere Mütter ähnliche, sich möglicherweise addierende Risiken wie über- bzw. untergewichtige Mütter aufweisen, könnten Untersuchungen bezüglich des maternalen Body-Mass-Index´ eventuell beeinflusst oder gar verfälscht werden.

Ein weiterer wichtiger Faktor für die Beschreibung der Studienpopulation ist ihre ethnische Zusammensetzung. Verschiede Studien weltweit zeigen ein vom ethnischen Hintergrund abhängiges Risikoprofil für die Schwangerschaft. So beobachteten Silva et al. eine signifikant erhöhtes Risiko für einen Gestationsdiabetes und eine fetale Makrosomie bei philippinischen Müttern im Vergleich zu kaukasischen Schwangeren (Silva et al. 2006). Ebenso wurden in vielen internationalen Studien signifikante Unterschiede bezüglich des Geburtsgewichtes, des Alters der Mutter, der perinatalen Mortalität und des mütterlichen Body-Mass-Index` in Abhängigkeit von der jeweiligen asiatischen Herkunft aufgezeigt (Baker et al. 2007).

David et al beobachteten, dass türkische Mütter in Berlin später zu schwangerschaftlichen Vorsorgeuntersuchungen gehen als deutsche Mütter. Dies hat eine Verzögerung einer möglicherweise benötigten Diagnostik und Therapie zur Folge. Türkische Mütter haben einen erhöhten Anteil an Chromosomenanomalien, perinatalen Anämien sowie eine höhere Säuglingssterblichkeit. Andererseits zeigten David et al eine in allen Untergruppen erhöhte

Rate an elektiven Schnittentbindungen und Entbindungen unter Periduralanästhesie (PDA) bei Müttern mit einem deutschen Hintergrund (David et al. 2006).

In einer Großstadt wie Berlin ist von einem erhöhten Anteil von Müttern mit einem Migrationshintergrund auszugehen. Darüber hinaus sind deutliche Unterschiede in der ethnischen Zusammensetzung zwischen Ost- bzw. West- Berliner Kliniken zu erwarten. Während in West-Berlin der Anteil türkischer Patienten überwiegt, könnte am Studienstandort in der Charite besonders der Anteil asiatischer, besonders vietnamesischer, Mütter ins Gewicht fallen. Eine genauere Betrachtung der ethnischen Zusammensetzung der Studienpopulation hätte daher möglicherweise die Aussagekraft der Studie erhöht.

Weiterhin postulieren mehrere Quellen in der Literatur einen signifikanten Einfluss des mütterlichen Bildungsstandes, Essverhaltens und sozialen Status auf die kindliche Entwicklung und schwangerschaftliche Komplikationen (Nordentoft et al. 1996). Während das Einkommen der Mutter laut einer Studie von Voigt et al. einen lediglich geringen Einfluss auf die kindliche Entwicklung hat, wurde eine signifikante Assoziation zwischen einem niedrigen mütterlichem Bildungsstand und einer Verringerung des Geburtsgewichtes beobachtet (Voigt et al. 2004). Auch in diesem Falle könnte es bei gemeinsamen Endpunkten zu Verfälschungen des untersuchten Einflusses des maternalen BMI kommen.

Eine weitere Einschränkung für die Aussagekraft der vorliegenden Arbeit ist die fehlende Miteinbeziehung väterlicher Einflüsse auf die Schwangerschaft und die Entwicklung des Kindes. Wie in zahlreichen anderen Studien wurde hier jedoch bewusst auf eine Befragung bzw. eine Untersuchung des Vaters verzichtet. Nach Schätzungen in den USA sind bis zu 30 % aller von der Mutter angegebenen Väter nicht die biologischen Erzeuger des jeweiligen Kindes. Eine Verfälschung der Studienergebnisse durch eine Miteinbeziehung des vermeintlichen Vaters wäre höchstwahrscheinlich.

In Deutschland ist unabhängig vom mütterlichen BMI eine Abnahme vaginal-operativer Entbindungen, wie die Vakuumextraktion und die Zangenentbindung zugunsten der Schnittentbindung zu verzeichnen. Nach Mitteilung des Statistischen Bundesamtes wurde 2005 bei 28 Prozent der deutschen Frauen ein Kaiserschnitt durchgeführt. 1995 lag dieser Anteil lediglich bei 18 Prozent. Diese Entwicklung ist am ehesten durch ein erhöhtes Risiko kindlicher Traumata bei vaginal-operativen Entbindungen, wie Plexus- und Fazialisparesen, Kephalhämatome und Klavikulafrakturen zu erklären. Darüber hinaus sind immer weniger

Schwangere dazu bereit, Schmerzen und Verletzungen des Beckenbodens als „normale" Begleiterscheinungen einer Geburt hinzunehmen.

In dieser Untersuchung wurde ebenfalls ein Einfluss eines von der Norm abweichenden mütterlichen BMI auf den Entbindungsmodus und geburtshilfliche Komplikationen beobachtet.

In der Studienpopulation wurden übergewichtige bzw. adipöse Mütter mit einer signifikant erhöhten Wahrscheinlichkeit, im Vergleich zu Müttern mit einem Normalgewicht, operativ (Sectio) entbunden. Diese Assoziation konnte nicht für untergewichtige Frauen gezeigt werden. Diese Zusammenhänge zwischen einer häufigeren Entbindung adipöser oder übergewichtiger Mütter durch eine Sectio sind bekannt und durch zahlreiche Studien belegt (Seligman et al. 2006; Bhattacharya et al. 2007).

Verglichen mit anderen Studien in Europa ist der prozentuale Anteil der Schnittentbindungen an der Zahl aller Geburten mit beinahe 30 % in dieser Studie sehr hoch (z. B. bei Bhattacharya et al. ca. 19 %). Dieses spiegelt höchstwahrscheinlich den besonderen Status der Abteilung für Geburtsmedizin der Charité als Akutzentrum wider, wobei auch grundsätzliche Unterschiede in der Indikationsstellung einer operativen Entbindung eine Rolle spielen dürften. Beispielsweise könnten allein durch die in der Charité routinemäßig durchgeführte sonographische Untersuchung der Nabelschnurgefäße eine größere Zahl an Risikoschwangerschaften einer Schnittentbindung zugeführt werden als andernorts.

Interessanterweise ist die Korrelation eines erhöhten maternalen BMI mit der ebenfalls vergrößerten Sectiorate in dieser Studie weniger hoch (Odds- Ratio max. 1,64) als bei den verglichenen Studien in Europa und Nordamerika (Odds Ratio >3 bei beispielsweise Doherty et al. Seligman et. al Odds-Ratio 2,2). Da in dieser Studie keine Assoziation des maternalen Body-Mass-Index mit einer Lageanomalie beobachtet werden konnte (siehe unten), scheint dieser Faktor nicht für die beschriebene Steigerung der Sectiorate verantwortlich zu sein.

Da eine wahrscheinliche Ursache dieser gehäuften Sectiorate eine größere Anzahl von makrosom geborenen Kindern bei übergewichtigen und adipösen Müttern sein könnte, wäre eine vergleichende Untersuchung dieser Populationen bezüglich der Markosomie von Interesse.

In der vorliegenden Studie konnten keine signifikanten Unterschiede bezüglich der unterschiedlichen Geburtslagen in Abhängigkeit vom maternalen BMI beobachtet werden.

Dieses Ergebnis stimmt diesbezüglich mit der begrenzten Zahl an Quellen in der Literatur überein (Tilton et al. 1989).

Das Risiko einer Frühgeburt zeigte sich in dieser Studie bei untergewichtigen Schwangeren signifikant erhöht. Während sich bei übergewichtigen Schwangeren ebenfalls höhere Raten an Frühgeburten zeigten, fand sich bei adipösen Müttern im Vergleich zu normalgewichtigen Schwangeren keine diesbezügliche Korrelation. Auch bezüglich dieser Problematik kommt es bei verschiedenen Quellen in der Literatur zu unterschiedlichen, teils sich widersprechenden, Resultaten. Während einige Studien zu ähnlichen Ergebnissen wie in dieser Arbeit kommen und andere Arbeiten wie von Sebire et al. sogar eine, bezüglich einer Gestationsdauer <33 Wochen, protektive Wirkung eines erhöhten mütterlichen BMI zeigen, (Sebire et al. 2001) beobachteten andere Studien wie von Bhattacharya et al oder Callaway et al eine deutlich signifikante Assoziation zwischen erhöhtem maternalen BMI und einem größeren Risiko einer Frühgeburt (Bhattacharya et al. 2007; Callaway et al. 2006).

Dabei ist von unterschiedlichen pathophysiologischen Hintergründen für eine erhöhte Frühgeburtsrate zwischen untergewichtigen und übergewichtigen Schwangeren auszugehen.

Ein möglicher Zusammenhang zwischen mütterlichem Übergewicht und Adipositas und einer erhöhten Rate an Frühgeburten sind die mit einem erhöhten maternalen BMI vergesellschafteten hypertensiven Komplikationen in der Schwangerschaft.

Adipöse Schwangere haben im Vergleich zu normalgewichtigen Müttern ein signifikant erhöhtes Risiko, einen schwangerschaftsinduzierten Bluthochdruck zu entwickeln (Robinson et al. 2005). Diese Form der arteriellen Hypertonie liegt vor, wenn der Bluthochdruck nach der 22. Schwangerschaftswoche beginnt und sich innerhalb von 10 Tagen post partum wieder normalisiert (National High Blood Pressure Group 1990). Tritt neben der arteriellen Hypertonie eine Proteinurie auf, so spricht man von einer Präeklampsie (Roberts et al. 1998). Auch für die Präeklampsie ist ein positiver Zusammenhang zu einem erhöhten maternalen BMI belegt (Sahu et al. 2007).

In diversen Studien wurde eine Korrelation einer erhöhten Frühgeburtenrate mit einer Präeklampsie gezeigt. Roberts et al postulieren, dass ca. 15 % aller Frühgeburten durch eine Präeklampsie bedingt werden (Roberts und Redman 1993).

Als zugrunde liegender Mechanismus für die Entstehung des SIH sowie der Präeklampsie wird eine pathologische Implantation vermutet. Die Implantation zeigt einen zweiphasigen Verlauf, wobei insbesondere eine Störung in der zweiten Phase mit der Entstehung eines SIH und der Präeklampsie assoziiert zu sein scheint. In dieser Phase werden die Spiralarterien durch die invadierenden Trophoblasten dilatiert und in Niederdruckgefäße mit einem hohen diastolischen Fluss umgewandelt (Sheppard und Bonnar 1976; Khong et al. 1986). Welche Mechanismen diese Umwandlung in der Pathogenese des SIH und der Präeklampsie stören ist noch Gegenstand intensiver Forschung. Es wird vermutet, dass es durch eine vermehrte Produktion und Sekretion einer Vielzahl von vasoaktiven Mediatoren zu einer endothelialen Dysfunktion und somit zu einem erhöhten Widerstand in diesen Gefäßen kommt. Interessanterweise scheinen einige dieser Faktoren in Abhängigkeit vom Körpergewicht reguliert zu werden. So konnten Ahima et al zeigen, dass bestimmte anti-angiogenetische Faktoren wie zum Beispiel fms-like tyrosine kinase 1 (sFlt1) mit der Serumkonzentration von Adiponektin korrelieren (Ahima et al. 2006). Demgemäss konnten bei übergewichtigen Frauen, die an einer Präeklampsie erkrankt waren, geringere Serumspiegel an fms-like tyrosine kinase 1 (sFlt1) beobachtet werden. Dies ist auf die verminderte Produktion von Adiponektin bei adipösen Patienten, also auf eine Hypoadiponektämie, zurückzuführen (Suwaki et al. 2006). Dem gegenüber weisen normalgewichtige Frauen keine Hypoadiponektämie und keine verminderte, sondern bei Präeklampsie erhöhte Serumkonzentrationen an fms-like tyrosine kinase 1 auf (Suwaki et al. 2006). Diese Ergebnisse würden für eine unterschiedliche Pathogenese der Entstehung von Präeklampsie in Abhängigkeit vom Körpergewicht sprechen.

Eine weitere Erklärung für die Assoziation des mütterlichen Übergewichtes mit einer erhöhten Frühgeburtsrate wäre möglicherweise die mit einem erhöhten maternalen BMI vergesellschaftete diabetische Stoffwechsellage der Schwangeren und deren nachteiliger Einfluss auf die Plazentafunktion (Calderon et al. 2007).

Demgegenüber scheint die Korrelation von Untergewicht und einer erhöhten Rate an Frühgeburten, am ehesten durch häufigere genitale Infektionen bei abgeschwächter Abwehrlage zustande zu kommen (Simhan und Bonnar 2006).

In dieser Arbeit zeigte sich ein für Kinder untergewichtiger Mütter signifikant erhöhtes Risiko der perinatalen Mortalität. Diese Korrelation ließ sich nicht für Kinder übergewichtiger oder adipöser Mütter feststellen.

Diese Ergebnisse stehen im Widerspruch zu vielen Quellen in der Literatur. Wie schon in der Einleitung erläutert ist auch in diesem Falle die Studienlage recht uneinheitlich.

Verschiedene Studien postulieren – mit den bereits erläuterten Abweichungen – ein signifikant erhöhtes Risiko einer perinatalen Mortalität bei Schwangeren mit einem erhöhten BMI (Kristensen et al. 2005; Raatikainen et al. 2006; Sebire et al. 2001).

Bei den verglichenen Studien fand sich bei keiner eine Assoziation einer erhöhten perinatalen Mortalität mit einem erniedrigten Geburtsgewicht.

Diese Abweichungen sind ebenfalls am ehesten mit dem Charakter der Charité als Universitätsklinik und Zentrum für Risikoschwangerschaften und ein durch intensivierte Diagnostik reduziertes Risiko für verschiedene schwangerschaftliche und geburtsmedizinische Komplikationen zu erklären.

In dieser Arbeit zeigten sich verschieden signifikante Auswirkungen eines erhöhten maternalen BMI auf morphologische Parameter des Kindes. So zeigte sich sowohl bei übergewichtigen als auch bei adipösen Müttern eine signifikante Vergrößerung des Geburtsgewichts des Kindes. Diese Zusammenhänge wurden bereits in zahlreichen Studien dargestellt (Schaefer-Graf et al. 2003).

Mögliche Zusammenhänge einer kindlichen Makrosomie mit dem maternalen Übergewicht und Adipositas sind ebenfalls Gegenstand umfassender Forschungen weltweit.

Eine besondere Rolle in der Schwangerschaft spielt dabei der Kohlenhydratstoffwechsel, der durch einen biphasischen Verlauf der Insulinempfindlichkeit des mütterlichen Stoffwechsels charakterisiert ist. So entwickelt sich mit fortschreitender Schwangerschaft eine zunehmende Insulinresistenz (Pflederer et al. 2000). Diese Insulinresistenz kann zu einer Glukosetoleranzstörung führen, welche als latenter Diabetes oder auch Gestationsdiabetes (GDM) bezeichnet wird, eine Erkrankung, die in der Regel auf die Schwangerschaft begrenzt ist (Deutsche Diabetes Gesellschaft 1993; Metzger und Coustan 1998).

Bei Adipositas besteht durch die übermäßige Kalorienzufuhr ein Überangebot an Kohlenhydraten, wodurch eine vermehrte Insulinsekretion induziert wird. Langfristig vermindert eine hohe Insulinkonzentration im Blut die Sensibilität und Dichte der Insulinrezeptoren und damit auch die Insulinwirkung selbst. Dieser Mechanismus scheint der Manifestation des Typ 2 Diabetes mellitus bei übergewichtigen Patienten zugrunde zu liegen (Consoli et al. 1990). Folglich ist davon auszugehen, dass auch bei adipösen Schwangeren durch die Adipositas bereits eine relative Insulinresistenz und somit ein pathologischer Glukosestoffwechsel vorliegen.

Dementsprechend zeigen diverse Studie eine Korrelation zwischen mütterlichem Übergewicht bzw. Adipositas und der erhöhten Prävalenz eines pathologischen Glukosetoleranztestes bzw. eines Gestationsdiabetes, wobei multizentrische Studien ein mit steigendem maternalen BMI wachsendes Risiko für das Entstehen eines GDM belegen konnten (Chu et al. 2007). Dieser Zusammenhang wurde ebenso bei einer deutlich erhöhten Gewichtszunahme (>20,5 Kg) während der Schwangerschaft beobachtet (Eddip et al. 2007). Dieses lässt sich unter anderem durch eine in Studien nachgewiesene Assoziation zwischen maternaler Adipositas und verminderter Insulinsensitivität sowie peripherem Hyperinsulinismus erklären (Hollingsworth et al. 1985). Insulin ist wie bereits erläutert, eines der wichtigsten Wachstumshormone *in utero* (Kiess 1993). Diese vermehrte Insulinproduktion und Sekretion im fetalen Organismus beeinflusst nicht nur das Geburtsgewicht, sondern auch den postnatalen Stoffwechsel des Neugeborenen. Sowohl Makrosomie als auch postnatale Hypoglykämie und ihre Assoziation zu mütterlichem Übergewicht bzw. Adipositas sind auf diesem Wege zu erklären.

Die Tatsache, dass Gestationsdiabetes auch unabhängig vom maternalen BMI mit einer erhöhten Rate an Kaiserschnitten und vaginal operativen Entbindungen (Johns et al. 2006) sowie einem erhöhten Risiko für eine Makrosomie mit Gefahr der neonatalen Hypoglykämie (Kwik et al. 2007) assoziiert ist, untermauert die These, dass eine Makrosomie bei Kindern adipöser und übergewichtiger Mütter durch eine diabetische Stoffwechsellage zu erklären ist.

Weiterhin wurden in der vorliegenden Arbeit eine signifikante Vergrößerung des Kopfumfanges und der Geburtslänge der Neugeborenen von Müttern mit einem erhöhten BMI beobachtet. Obwohl eine signifikante Korrelation von erhöhtem Geburtsgewicht und Makrosomie mit mütterlichem Übergewicht und Adipositas bekannt sind, wurde die

Assoziation spezieller morphologischer Parameter, wie der kindliche Kopfumfang, zum maternalen BMI bisher in keiner Studie untersucht.

Als entscheidende Ursache für eine kindliche Makrosomie gilt, auch im Zusammenhang mit dem maternalen BMI, eine diabetische Stoffwechsellage der Mutter. Wie bereits erläutert, scheinen sich diese Einflüsse weniger auf das muskuloskelettale System als vielmehr auf das Geburtsgewicht des Kindes auszuwirken.

Eine Vergrößerung des Kopfumfanges des Kindes bei erhöhten BMI-Werten lässt auf mögliche andere Einflussfaktoren auf das kindliche Wachstum schließen.

Wachstumshormone, die bei einer erhöhten Adipozytenzahl vermehrt sezerniert werden, könnten eine solche vom maternalen Glukosestoffwechsel unabhängige Ursache für eine Zunahme des kindlichen Wachstums darstellen. So postulieren Markestad et al. einen sich auf das Wachstum des Kindes positiv auswirkenden Effekt der bei adipösen Schwangeren erhöhten Östrogenkonzentration im Serum (Markestad et al. 1997). Dem ebenfalls bei adipösen Müttern erhöhte Anteil des Insulin-like growth factor (IGF) (Nam und Marcus 2000) wird eine ähnliche wachstumsfördernde Wirkung zugeschrieben (Stewart und Rotwein 1996) und könnte so ebenfalls das Wachstum des kindlichen Skelettes, unabhängig vom mütterlichen Blutzuckerangebot, beeinflussen. Messungen der maternalen IGF- und Östrogenkonzentration dieser Studienpopulation hätten eine Korrelation zwischen maternalem BMI und kindlichem Wachstum möglicherweise näher beleuchten können.

In der vorliegenden Studie wurden ebenfalls funktionelle Parameter des Kindes auf ihre Abhängigkeit zum mütterlichen BMI untersucht.

Bezüglich funktioneller Kenngrößen wie APGAR-Werte 1, 5 und 10 Minuten *post partum* oder der pH-Wert im Nabelschnurblut konnten keine Zusammenhänge zum maternalen BMI beobachtet werden. Damit zeigen sich erneut Differenzen zu Ergebnissen anderer Studie in Deutschland und Europa, die eine signifikante Korrelation zwischen mütterlicher Adipositas und veränderten kindlichen APGAR-Werten beobachteten (Raatikainen et al. 2006)

Eine Erklärung für diese Diskrepanz könnte auch hier die möglicherweise selektierte Studienpopulation der Station für Geburtshilfe der Charité bieten.

Dennoch ist der APGAR-Wert von nicht zu unterschätzender Wichtigkeit. Dieser Vitalitätswert verliert auch bei Normalisierung nach 10 Minuten (Stepan et al. 2006) nicht seine Relevanz, da er weniger als Endwert sonder vielmehr als Indikator für eine möglicherweise komplexe Schädigung des Kindes angesehen werden muss. Studien, die eine nachteilige Entwicklung eines Kindes mit bleibenden somatischen und neuropysiologischen Schäden mit erniedrigten APGAR-Werten beobachten, unterstreichen diese Annahme (Golden et al. 1998).

Zusammenfassend lassen sich aber die diesbezüglichen Ergebnisse so interpretieren, dass in der Gesamtpopulation der maternale BMI – wie in der Regressionsanalyse gezeigt – direkt mit der Morphologie des Kindes korreliert, dass jedoch keine Korrelation zu funktionellen Parametern (APGAR, Nabelblut-pH) ersichtlich ist.

Ein besonderer Stellenwert kam in dieser Studie den verschiedenen Indikationen und Umständen, die zu einer Aufnahme der Neugeborenen auf die Neonatologische Station der Charite führten zu. Daher wurde die Gruppe der Kinder, die einer intensivstationären Betreuung bedurften, separat analysiert. Dies geschah besonders wegen der im Vergleich zu der diesbezüglich unterrepräsentierten Studienlage.

In der vorliegenden Arbeit zeigten Kinder übergewichtiger oder adipöser Mütter ein signifikant erhöhtes Risiko für eine notwendig werdende Verlegung auf die Intensivstation im Vergleich zu Kindern normalgewichtiger Mütter.

Da weder ein erniedrigter APGAR-Wert noch eine kindliche Azidose in dieser Studie mit einem erhöhten maternalen BMI assoziiert waren, können diese Parameter nicht als Erklärung für die Zunahme der Verlegungen auf die Neonatologische Station bei erhöhtem maternalen BMI herangezogen werden. Zumindest in der vorliegenden Studie fand sich keine Korrelation zwischen funktionellen kindlichen Parametern und der Notwendigkeit einer intensivmedizinischen Betreuung.

Nachdem alle Daten dieser Kohorte untersucht worden waren, fanden sich lediglich eine Assoziation zwischen einer fetalen Hypoglykämie mit einem erhöhten maternalen BMI und dem kindlichen Atemnotsyndrom (IRDS) mit einem erniedrigten mütterlichen Gewicht.

Interessanterweise bedurften Kinder adipöser Mütter signifikant seltener einer Sauerstoffgabe als sowohl Kinder normalgewichtiger als auch untergewichtiger Mütter, was trotz der erhöhten neonatologischen Aufnahmewahrscheinlichkeit in dieser Gruppe für einen besseren klinischen Zustand der Kinder spricht.

Ähnliches galt auch für die Dauer des Aufenthaltes auf der neonatologischen Station: Kinder adipöser Mütter bedurften mit durchschnittlich 6 Tagen halb so lange wie Kinder von Normalgewichtigen (durchschnittlich 12 Tage) einer intensivstationären Betreuung. Mehrere Studien in Deutschland und Europa beobachteten allerdings einen signifikant längeren Krankenhausaufenthalt bei Kindern übergewichtiger oder adipöser Mütter. Galtier- Dereure et al. beobachteten nicht nur einen längeren Aufenthalt im Krankenhaus sondern errechneten in einer prospektiven Studie bis auf 6,2-fach erhöhte Kosten für adipöse Mütter und ihre Kinder. (Callaway et al. 2006; Galtier-Dereure et al. 2000). Dieser Anstieg der Kosten ist nach Isaacs et al. am ehesten durch eine Verlängerung des Krankenhausaufenthaltes durch eine höhere Rate an Schnittentbindungen zurückzuführen (Isaacs et al.1994).

In der vorliegenden Studie wurde auf eine Untersuchung der vom maternalen BMI abhängigen Dauer des Krankenhausaufenthaltes der Gesamtpopulation verzichtet. Trotz der beschriebenen Verkürzung des Aufenthaltes der Kinder adipöser Mütter auf der neonatologischen Station ist ein längerer Krankenhausaufenthalt der Gesamtpopulation bei erhöhter Sectiorate gut vorstellbar.

Bemerkenswerterweise zeigte sich in der vorliegenden Arbeit in der Gruppe der Kinder adipöser Mütter auf der Intensivstation kein Fall eines kindlichen Atemnotsyndroms, keine Sepsis und kein Todesfall. Diese Ergebnisse lassen darauf schließen, dass Kinder adipöser Mütter weniger wegen ernster Komplikationen oder wegen eines schlechten Allgemeinzustandes als vielmehr zur Beobachtung auf die Neonatologie der Charité aufgenommen wurden. Im Gegensatz dazu hatten Kinder untergewichtiger Mütter eine signifikant höhere Inzidenz von Frühgeburten, die mit niedrigeren pH-Werten des Nabelschnurblutes vergesellschaftet waren. Bei dieser Gruppe der Kinder untergewichtiger Mütter wurde ebenfalls ein signifikant erhöhtes Risiko für ein kindliches Atemnotsyndrom sowie eine daraus folgende häufigere mechanische Beatmung beobachtet.

Entsprechend dieser erhöhten Wahrscheinlichkeit einer schwerwiegenden Komplikation zeigte sich ein signifikanter Anstieg der perinatalen Mortalität in der Gruppe der Kinder von untergewichtigen Müttern.

In dieser Kohorte zeigten sich keine Assoziationen zwischen dem maternalem BMI und einer Geburtsverletzung des Kindes oder einer kindlichen Fehlbildung bzw.

Chromosomenanomalie. Ebenfalls wurden keine Zusammenhänge zwischen mütterlichem BMI und der Häufigkeit von Infektionen oder hämatologischen Erkrankungen beobachtet.

In der Literatur finden sich mehrere Quellen, die eine Zunahme aller genannten Parameter in Abhängigkeit vom maternalen BMI postulieren (Shaw et al. 1996; Usha Kiran et al. 2005). In der vorliegenden Arbeit wurde ebenfalls auf eine diesbezügliche Untersuchung der Gesamtstudienpopulation verzichtet.

Zusammenfassend unterscheiden sich die Indikationen, die zu einer Aufnahme des Neugeborenen auf die neonatologische Spezialstation führten in Abhängigkeit vom maternalen BMI, was für die Interpretation dieser Aufnahme immense Bedeutung hat: Kinder von untergewichtigen Müttern benötigten vor allem wegen schwerwiegender und mitunter lebensbedrohlicher Komplikationen wie IRDS eine neonatologische Betreuung. Im Gegensatz dazu kam es bei Kindern übergewichtiger oder adipöser Mütter dieser Studienpopulation in erster Linie wegen einer Hypoglykämie zur Aufnahme auf die neonatologische Station. Die Aufnahme dieser Kinder ist in unserer Studie also nicht einem kritischen klinischen Zustand (wie bei der normalgewichtigen oder untergewichtigen Müttergruppe) sondern vielmehr der Überwachung bei transient gestörter Glukosehomöostase geschuldet.

Eine Störung des Glukosestoffwechsels verlangt wegen verschiedener teils folgenschwerer Komplikationen eine intensivstationäre Beobachtung. Neben Lungenreifungsstörungen und konsekutivem chronischen Sauerstoffmangel treten bei hypoglykämischen Neugeborenen vermehrt Elektrolytstörungen, besonders Hypokalziämien mit Tetanie sowie Hyperbilirubinämien auf. Des Weiteren steigt bei Schädigungen des kindlichen Zentralnervensystems durch Unterzuckerung das Risiko für die Entstehung kindlicher Verhaltensstörungen und psychomotorischen Auffälligkeiten (Greene und Solomon 2005; Rosenberg et al. 2005). Dennoch traten bei Kindern übergewichtiger und adipöser Mütter in dieser Kohorte die wenigsten Komplikationen, gemessen an Sauerstoffbedürftigkeit, perinataler Mortalität und Dauer des Aufenthaltes auf der Intensivstation auf, was auf eine gute Kontrolle der Glukosehomöostase unter neonatologischer Betreuung schließen lässt

Diese Ergebnisse stehen jedoch im Widerspruch mit verschiedenen Quellen in der Literatur (Callaway et al. 2006, Usha Kiran et al. 2005, Raatikainen et al. 2006)

Dies ist zum Teil erklärbar durch die Beobachtung von erhöhter Frühgeburtlichkeit bei übergewichtigen Müttern in anderen Studien, welche bei dieser Studie nicht nachweisbar war und bezüglich welcher die Studienlage auch uneinheitlich ist (siehe oben). Besonders bei Autoren wie Callaway et al. oder Smith et al., die eine Assoziation des maternalen BMI mit einem erhöhten Risiko für eine Frühgeburt beobachteten, unterscheidet sich auch die Prognose sowie die Indikationen für eine intensivstationäre Betreuung der Kinder adipöser oder übergewichtiger Mütter (Callaway et al. 2006; Smith et al. 2007). Bezüglich des Unterschiedes zu der Studie von Usha Kiran et al. ist zu sagen, dass dort – im Gegensatz zu unserem offenen Ansatz – eine hochselektionierte Population untersucht worden ist: Es wurden nur Erstgebärende mit unkomplizierter Schwangerschaft und Schädellage mit 37 oder mehr Schwangerschaftswochen eingeschlossen (Usha Kiran et al. 2005).

Außerdem zeigten sich zwischen den unterschiedlichen Studien deutliche Unterschiede im Anteil der auf die Intensivstation verlegten Kinder. Während in der Studie von Raatikainen et al. etwa 10 % der Kinder auf eine Neonatologie verlegt wurden, bedurften bei Callaway et al. lediglich 4-5 % eine solche Betreuung. In der vorliegenden Arbeit wurden 26 % der Neugeborenen auf die Intensivstation verlegt. Diese großen Unterschiede suggerieren generelle Unterschiede in der Indikationsstellung bzw. Strukturierung der Geburtshilfe der untersuchten Einrichtungen.

Es scheint, dass Studien mit einem höheren Prozentsatz an auf die neonatologische Station verlegten Kindern, einen größeren Anteil an Neugeborenen aufweisen, die lediglich unter intensivstationären Bedingungen beobachtet werden sollen. In Studien mit geringeren Anteilen von Aufnahmen in die Neonatologie scheint es demgegenüber mehr Kinder mit ernsthaften Komplikationen und einem schlechteren Allgemeinzustand zu geben. Hier werden die Kinder die lediglich überwacht werden müssen möglicherweise auf der normalen Wöchnerinnenstation mitbetreut.

Der hohe Prozentsatz auf die neonatologische Station verlegter Neugeborener kommt in dieser Studie wahrscheinlich durch die Tatsache zustande, dass in der Charité keine klare Trennung zwischen einer Überwachungsstation und der neonatologischen Station mit vollen Intensivkapazitäten wie sie in anderen Einrichtungen üblich ist, existiert. In der Charité wird die Erstversorgung eines jeden Neugeborenen von einem Neonatologen vorgenommen. Diese Verfahrensweise könnte ebenfalls zu unterschiedlichen Vorgehensweisen bezüglich der Aufnahme in die Neonatologie beitragen.

Zusammenfassend kann man festhalten, dass in der vorliegenden prospektiven Studie die verschiedensten nachteiligen Folgen eines von der Norm abweichenden maternalen BMI an einer großen deutschen urbanen Population untersucht wurden. Die Ergebnisse bezüglich des maternalen Schwangerschaftsverlaufes (z. B. gesteigerte Inzidenz von Bluthochdruck bei übergewichtigen Müttern) oder des kindlichen Phänotyps (z. B. fetale Makrosomie bei übergewichtigen Müttern) entsprechen dabei zum großen Teil den veröffentlichten Daten anderer Studien und belegen eine Übertragbarkeit der Ergebnisse dieser Studie auf eine europäische Allgemeinbevölkerung mit allen oben diskutierten Einschränkungen. Erstmalig jedoch konnte in unserer Studie gezeigt werden, dass die statistisch häufigere Aufnahme von Kindern übergewichtiger oder adipöser Mütter auf eine spezialisierte neonatologische Station mit Intensivkapazitäten weniger wegen eines deutlich schlechteren Allgemeinzustandes oder schwerwiegender Komplikationen als vielmehr zur Beobachtung und Behandlung der Kinder bei einem gestörten Glukosestoffwechsel erfolgte.

Vielmehr wiesen gerade diese Kinder im neonatologischen Kollektiv einen eher besseren klinischen Zustand auf (z. B. gemessen an der neonatologischen Verweildauer oder dem Sauerstoff- bzw. Beatmungsbedarf). Dies ist für die zukünftige klinische Interpretation von Daten aus Studien mit erhöhter Aufnahmerate auf neonatologische Stationen von Bedeutung: Eine erhöhte Aufnahmerate in die spezialisierte neonatologische Betreuung kann nach den Daten der vorliegenden Studie nicht mehr mit einem negativen klinischen Zustand gleichgesetzt werden.

5 Ausblick

Neben den genannten Komplikationen die sich in den meisten Fällen auf die Zeit der Prä- und Perinatalzeit beschränken, kann die Adipositas der Mutter tiefgreifende Auswirkungen auf die Gesundheit im Erwachsenenleben des Kindes haben.

Während der neunmonatigen Schwangerschaft bedarf die physiologische Entwicklung des Feten optimaler Bedingungen. Bei einem veränderten maternalen BMI kann es, wie erläutert, auf verschiedenste Weise zu einer suboptimalen Versorgung *in utero* kommen. Laut Barker et al. kann es aufgrund der notwendigen Adaption des Fetus an eine – wie auch immer geartete – Mangelversorgung zu einer fetalen Programmierung kommen. Die Hypothese Bakers besagt, dass bestimmte schädigende Faktoren während der kritischen Periode der Organogenese und Gewebeentwicklung und -differenzierung in der Lage seien, den Stoffwechsel und die Funktionsweise der Organe und Organsysteme dauerhaft zu verändern. Dabei soll es durch Fehlversorgung, wie sie bei Kindern unter- oder übergewichtiger Mütter vermehrt auftritt, *in utero* zu vaskulären, metabolischen sowie endokrinen Adaptionsvorgängen kommen, die zwar die Wahrscheinlichkeit des Überlebens des Fötus erhöhen, jedoch gleichzeitig durch eine fetale Programmierung für kardiovaskuläre Erkrankungen oder Erkrankungen des Symptomkomplexes des metabolischen Syndroms (Adipositas, Dyslipoproteinämie, essentielle Hypertonie, Insulinresistenz/Diabetes mellitus Typ 2) im Erwachsenenalter prädisponieren (Barker 1999). Dieser Zusammenhang bestimmter schädigender Einflüsse auf den Föten im Mutterleib und verschiedener Erkrankungen im Erwachsenenalter wurde in zahlreichen epidemiologischen und tierexperimentellen Studien in den verschiedensten Ländern gut dokumentiert.

Dementsprechend wäre ein Weiterbeobachten der Kinder die in diese Studie eingeschlossen wurden (möglicherweise bis ins Erwachsenenalter) von besonderem Interesse. Weitere prospektive Studien mit einer ausführlich aufgeklärten Population könnten ein solches Design möglich machen. Hierbei wäre die Frage der Langzeitfolgen eines veränderten maternalen BMI für Mütter und Kinder von besonderem Interesse.

Vor dem Hintergrund einer alarmierenden Zunahme von Übergewicht und Adipositas aber auch von Untergewichtigkeit weltweit mit den erläuterten weitreichenden gesundheitspolitischen Folgen und individuellen Risiken kommt der Prävention und Bekämpfung dieser als eigenständig anerkannten Erkrankungen eine zunehmende Bedeutung zu.

Diese prospektive Studie in Berlin unterstreicht erneut die diversen nachteiligen Folgen und Risiken eines vom Normalgewicht abweichenden BMI der Mutter.

Besonders in dieser Gruppe der werdenden Mütter gilt es, das Problembewusstsein für dieses Thema zu stärken. Dabei muss es gelingen, neben der Förderung von körperlicher Betätigung und einer grundlegenden Änderung des Ernährungsverhaltens, das Bewusstsein und die Verantwortung nicht nur für die eigene Gesundheit sondern auch für die des Kindes zu entwickeln. Gegenwärtig sind viele Schwangere bereit, auf Alkohol und Tabak während der

Schwangerschaft zu verzichten. Es sollte gelingen, auch in der Wahrnehmung der Schwangeren, der Adipositas und der Untergewichtigkeit einen ähnlichen Stellenwert als Risikofaktoren für Kind und Mutter beizumessen. Ein pathologisches Abweichen vom Normalgewicht muss auch bei jungen Menschen seinen Wert als ausschließlich kosmetisches- und soziales Problem verlieren und als eigenständige Krankheit wahrgenommen werden. Voraussetzung hierfür ist eine konsequente Aufklärung und Erfassung von entsprechenden Risikogruppen unter den Schwangeren.

6 Zusammenfassung

Der mütterliche Body-Mass-Index beeinflusst sowohl die mütterliche- als auch die kindliche Entwicklung und Gesundheit. Ein erhöhter mütterlicher BMI ist mit einer häufigeren Notwendigkeit für eine Aufnahme der Neugeborenen auf eine neonatologische Station vergesellschaftet.

Zielsetzung: Das Ziel dieser Studie war es, die Wirkung des mütterlichen BMI auf die kindliche und mütterliche Entwicklung während und nach der Schwangerschaft zu untersuchen. Besonderes Augenmerk galt hierbei den Gründen für die Aufnahme der Neugeborenen auf eine neonatologische Station.

Methoden: Eine Kohorte von 2049 nicht- diabetischen Müttern, welche in der Charité entbunden wurden, wurde prospektiv untersucht. Die Wirkung des mütterlichen BMI auf Kinder und Mütter wurde mittels multivariaten Regressionsverfahren ausgewertet.

Die Gruppe der auf die Neonatologie aufgenommenen Kinder (Anzahl n = 505) wurde bezüglich ihrer Diagnosen, Komplikationen und Geburtsparameter analysiert.

Ergebnisse: Ein erhöhter mütterlicher BMI war mit einem erhöhten Risiko für hypertensive Komplikationen, peripheren Ödemen, Schnittentbindungen, fetaler Makrosomie und einer häufigeren Aufnahme der Neugeborenen auf eine neonatologische Station verbunden. Ein erniedrigter BMI war mit einer erhöhten Frühgeburtenrate assoziiert.

Auf der neonatologischen Station waren die Kinder übergewichtiger Mütter häufig durch eine Hypoglykämie charakterisiert. Diese Kinder benötigten weniger Sauerstoff und konnten früher von der Neonatologie verlegt werden als Kinder normal- oder untergewichtiger Mütter. Kinder untergewichtiger Mütter hingegen zeigten einen niedrigeren pH-Wert des Nabelschnurblutes und eine mit der größeren Frühgeburtenrate korrespondierende erhöhte perinatale Mortalität.

Aussage: Diese Studie bestätigt den Einfluss des mütterlichen BMI auf die Entwicklung und Gesundheit sowohl des Kindes als auch der Mutter.

Darüber hinaus wird erstmals demonstriert, dass ein erhöhtes Risiko für eine Aufnahme der Kinder übergewichtiger oder adipöser Mütter auf eine neonatologische Station im Gegensatz zu Kindern anderer BMI-Gruppen nicht unbedingt mit einer erhöhten Wahrscheinlichkeit ernster kindlicher Komplikationen verbunden sein muss.

7 Literaturverzeichnis

Ahima RS. Adipose tissue as an endocrine organ. Obesity (Silver Spring). 2006 Aug;14/5:242S-249S

Bailit JL, Schulkin J, Dawson NV. Risk-adjusted cesarean rates: what risk factors for cesarean delivery are important to practicing obstetricians? J Reprod Med. 2007 Mar;52(3):194-8.).

Baker LC, Afendulis CC, Chandra A, McConville S, Phibbs CS, Fuentes-Afflick E. Differences in neonatal mortality among whites and Asian American subgroups: evidence from California. Arch Pediatr Adolesc Med. 2007 Jan;161(1) : 69-76.

Barker DJ. Fetal origins of coronary heart disease.. 1995 Jul 15;311(6998) :171-174. Review. British medical journal

Bhattacharya S, Campbell DM, Liston WA, Bhattacharya S. Effect of Body Mass Index on pregnancy outcomes in nulliparous women delivering singleton babies. BMC Public Health. 2007 Jul 24;7:147-168

Beltowski J. Role of leptin in blood pressure regulation and arterial hypertension. J Hypertens. 2006 May;24(5) : 789-801.

Bergmann RL, Richter R, Bergmann KE, Plagemann A, Brauer M, Dudenhausen JW. Secular trends in neonatal macrosomia in Berlin: influences of potential determinants. Paediatr Perinat Epidemiol. 2003 Jul; 17(3) : 244-249

Bramlage P, Pittrow D, Wittchen HU, et al. Hypertension in overweight and obese primary care patients is highly prevalent and poorly controlled. Am J Hypertens. 2004 Oct;17(10) : 904-910.

Calderon IM, Damasceno DC, Amorin RL, Costa RA, Brasil MA, Rudge MV. Morphometric study of placental villi and vessels in women with mild hyperglycemia or gestational or overt diabetes.Diabetes Res Clin Pract. 2007 Oct;78(1) : 65-71.

Callaway LK, Prins JB, Chang AM, McIntyre HD The prevalence and impact of overweight and obesity in an Australian obstetric population.Med J Aust. 2006 Jan 16; 184(2) : 56-59.

Chan BC, Lao TT. Influence of parity on the obstetric performance of mothers aged 40 years and above.Hum Reprod. 1999 Mar;14(3):833-837.

Chu SY, Callaghan WM, Kim SY, et al. Maternal obesity and risk of gestational diabetes mellitus: A meta-analysis.Diabetes Care. 2007 Apr 6; 2070-2076

Cnattingius S, Bergstrom R, Lipworth L, Kramer MS. Prepregnancy weight and the risk of adverse pregnancy outcomes .N Engl J Med. 1998;338:147–152.

Cole TJ, Bellizzi MC, Flegal KM, Dietz WH.Establishing a standard definition for child overweight and obesity worldwide: international survey.BMJ. 2000 May 6;320(7244):1240-3.

Consoli A, Nurjhan N, Reilly JJ Jr, Bier DM, Gerich JE. Contribution of liver and skeletal muscle to alanine and lactate metabolism in humans. Am J Physiol. 1990 Nov;259/5 677-84.

David M, Pachaly J, Vetter K. Perinatal outcome in Berlin (Germany) among immigrants from Turkey.Arch Gynecol Obstet. 2006 Aug;274(5):271-8.

Deutsche Adipositas-Gesellschaft (DAG), Deutsche Diabetes-Gesellschaft (DDG) eutsche Gesellschaft für Ernährung (DGE), Deutsche Gesellschaft für Ernährungsmedizin (DGEM). Prävention und Therapie der Adipositas. 2006

De Zwaan M, Schüssler P. Diagnostik und Therapie der Anorexia und Bulimia nervosa Journal für Ernährungsmedizin 2001; 3(1) (Ausgabe für Schweiz) 11-14

Doherty DA, Magann EF, Francis J, Morrison JC, Newnham JP. Pre-pregnancy body mass index and pregnancy outcomes. Int J Gynaecol Obstet 2006. 95(3): 242-247.

Eagles JM, Johnston MI, Hunter D, Lobban M, Millar HR. Increasing incidence of anorexia nervosa in the female population of northeast Scotland Am J Psychiatry 1995 Sep, 152(9) : 1266-1271.

Eddip A, Pennvose- Yi J, Shelton JA, Yeh J Md Triplet gestation outcomes in relation to maternal prepregnancy body mass index and weight gain. J Matern Fetal Neonatal Med. 2007;20(7):515-519.

Eikelis N, Schlaich M, Aggarwal A, Kaye D, Esler M. Interactions between leptin and the human sympathetic nervous system.Hypertension. 2003 May;41(5) :1072-9.

Francischetti EA, Genelhu VA. Obesity-hypertension: an ongoing pandemic. Int J Clin Pract. 2007 Feb;61(2) :269-80

Galtier-Dereure F, Boegner C, Bringer J. Obesity and pregnancy: complications and cost. Am J Clin Nutr 2000; 71: 1242S–8S.

Golden, C.G. Karin B, Nelson MD (1998) Apgar scores as predictors of chronic neurologic disability,., PhD/Pediatrics. 102: 262-264.

Greene MF, Solomon CG. Gestational diabetes mellitus -- time to treat. N Engl J Med. 2005 Jun 16;352(24) :2544-6.

Hackmon R, James R, O'Reilly Green C, et al. The impact of maternal age, body mass index and maternal weight gain on the glucose challenge test in pregnancy. J Matern Fetal Neonatal Med. 2007 Mar;20(3) :253-7.

Helmert U, Strube H. Die Entwicklung der Adipositas in Deutschland im Zeitraum von 1985- 2002. Gesundheitswesen 2004; 66 : 409- 415.

Highman TJ, Friedman JE, Huston LP, Wong WW, Catalano PM. Longitudinal changes in maternal serum leptin concentrations, body composition, and resting metabolic rate in pregnancy. Am J Obstet Gynecol. 1998 May;178(5) :1010-5.

Hobbs WL, Johnson CA (1996). Anorexia nervosa: an overview. American Family Physician. 54 : 1273-1286.

Hollingsworth D, Ney D, Stubblefield N, Fell T: Metabolic and therapeutic assessment of gestational diabetes by two-hour and twenty-four-hour isocaloric meal tolerance tests. Diabetes 341985: 81–87,

Hotta K, Funahashi T, Arita Y, et al.Plasma concentrations of a novel, adipose-specific protein, adiponectin, in type 2 diabetic patients. Arterioscler Thromb Vasc Biol. 2000 Jun;20(6) :1595-9.

Huth K, Kluthe R . Lehrbuch der Ernährungstherapie. Kapitel 3, Georg Thieme Verlag Stuttgart New York, 1995: 106–125

Isaacs JD, Magann EF, Martin RW, Chauhan SP, Morrison JC.Obstetric challenges of massive obesity complicating pregnancy. J Perinatol 1994; :10–4.

Jacobsson B, Ladfors L, Milsom I. Advanced maternal age and adverse perinatal outcome. Obstet Gynecol. 2004 Oct;104(4) :727-733.

Jensen DM, Ovesen P, Beck- Nielsen H, Molsted- Pedersen L, Sorensen B, Vinter C, Damm P Gestational weight gain and pregnancy outcomes in 481 obese glucose-tolerant women. Diabetes Care.2005 Sep;28(9) :2118-2122.

Johns K, Olynik C, Mase R, Kreisman S, Tildesley H. Gestational diabetes mellitus outcome in 394 patients. J Obstet Gynaecol Can. 2006 Feb;28(2) :122-7.

Kasper H, Ernährungsmedizin und Diätetik. Kapitel 15, Urban & Fischer Verlag; München/Jena 2000 :419–422

Khong TY, De Wolf F, Robertson WB, Brosens I. Inadequate maternal vascular response to placentation in pregnancies complicated by pre-eclampsia and by small-for-gestational age infants. Br J Obstet Gynaecol. 1986 Oct;93(10) :1049-59.

Kiess W. Diabetes mellitus im Kindesalter. Kruse K (Hrsg): Stuttgart, 1993, 224-259.

Kramer MS, Coates AL, Michoud MC, Dagenais S, Hamilton EF, Papageorgiou A. Maternal anthropometry and idiopathic preterm labor. Obstet Gynecol. 1995 Nov;86(5) :744-748.

Kristensen J, Vestergaard M, Wisborg K, Kesmodel U, Secher NJ. Pre-pregnancy weight and the risk of stillbirth and neonatal death.BJOG. 2005 Apr;112(4) :403-8

Kwik M, Seeho SK, Smith C, McElduff A, Morris JM. Outcomes of pregnancies affected by impaired glucose tolerance. Diabetes Res Clin Pract. 2007 Aug;77(2) :263-268.

Lauszus FF, Paludan J, Klebe JG. Birthweight in women with potential gestational diabetes mellitus--an effect of obesity rather than glucose intolerance? Acta Obstet Gynecol Scand. 1999 Jul;78(6) :520-525.

Laessle, R.G., Wurmser, H. & Pirke, K.M. (1996). Essstörungen. In: J. Margraf (Hrsg.). Lehrbuch der Verhaltenstherapie. Band 2. Berlin: Springer, 191-214

Lu GC, Rouse DJ, Dubart M, Cliver S, Kimberlin D, Hauth JC. The effect of the increasing prevalence of maternal obesity on perinatal morbidity Am-JObstet- Gynecol. 2001 Oct; 185:845-9.

Marcus Y, Stern N. Fat cell-derived modulators of vascular cell pathophysiology: the list keeps growing. J Cardiometab Syndr. 2006 Spring;1(2) :121-4.

Markestad T, Bergsjo P, Aakvaag A, et al. Prediction of fetal growth based on maternal serum concentrations of human chorionic gonadotropin, human placental lactogen and estriol. Acta Obstet Gynecol Scand Suppl. 1997;165 :50-5.

Metzger BE, Coustan DR. Summary and recommendations of the Fourth International Workshop-Conference on Gestational Diabetes Mellitus. The Organizing Committee. Diabetes Care. 1998 Aug;21 2:161-7.

Mocanu EV, Greene RA, Byrne BM, Turner MJ.Obstetric and neonatal outcome of babies weighing more than 4.5 kg: an analysis by parity. Eur J Obstet Gynecol Reprod Biol. 2000 Oct;92(2) :229-33

Nam SY, Marcus C. Growth hormone and adipocyte function in obesity. Horm Res. 2000;53(1) :87-97.

Nordentoft M, Lou HC, Hansen D, et al. Intrauterine growth retardation and premature delivery: the influence of maternal smoking and psychosocial factors.Am J Public Health. 1996 Mar; 86(3) :347-54.

Ogden CL, Carroll MD, Curtin LR, et al. Prevalence of overweight and obesity in the United States, 1999-2004. JAMA. 2006;295(13) :1549-1555.

Ouchi N, Kihara S, Arita Y, et al. Novel modulator for endothelial adhesion molecules: adipocyte-derived plasma protein adiponectin. Circulation. 1999 Dec 21-28;100(25) :2473-2476

Parretti E, Lapolla A, Dalfra M, et al. Preeclampsia in lean normotensive normotolerant pregnant women can be predicted by simple insulin sensitivity indexes. Hypertension. 2006 Mar;47(3) :449-53.

Pfab T, Slowinski T, Godes M, Halle H, Priem F, Hocher B. Low birth weight, a risk factor for cardiovascular diseases in later life, is already associated with elevated fetal glycosylated hemoglobin at birth. Circulation 2006; 114(16) :1687-1692.

Pfleiderer A et al. 2000, Breckwoldt M, Martius G, Gynäkologie und Geburtshilfe, Thieme 2000 S. 154-156

Raatikainen K, Heiskanen N, Heinonen S Transition from overweight to obesity worsens pregnancy outcome in a BMI-dependent manner. Obesity (Silver Spring). 2006 Jan;14(1) :165-71

Reddy UM, Branum AM, Klebanoff MA. Relationship of maternal body mass index and height to twinning.Obstet Gynecol. 2005 Mar;105(3) :593-7.

Roberts JM. Creasy RK, Resnik R, Pregnancy-related hypertension Fetal Medicine. Philadelphia: 1998: 883–872

Roberts JM, Redman CW. Pre-eclampsia: more than pregnancy-induced hypertension. Lancet. 1993 Jun 5;341(8858) :1447-51..

Robinson HE, O'Connell CM, Joseph KS, McLeod NL. Maternal outcomes in pregnancies complicated by obesity.Obstet Gynecol. 2005 Dec;106(6) :1357-64

Robinson, P. .Störungen gastrointestinaler Funktionen bei bulimischen Eßstörungen. In: M. Fichter (Hrsg.). Bulimia nervosa. Grundlagen und Behandlung. Stuttgart: Ferdinand Enke, 1989 S. 131-149.

Rosenberg TJ Garbers S, Lipkind H, Chiasson MA . Maternal obesity and diabetes as risk factors for adverse pregnancy outcomes: differences among 4 racial/ethnic groups. Am J Public Health. 2005 Sep;95(9) :1545-51.

Sahu MT, Agarwal A, Das V, Pandey A. Impact of maternal body mass index on obstetric outcome. J Obstet Gynaecol Res. 2007 Oct;33(5) :655-9.

Salhab WA, Wyckoff MH, Laptook AR, Perlman JM. Initial hypoglycemia and neonatal brain injury in term infants with severe fetal acidemia.Pediatrics. 2004 Aug;114(2) :361-6.

Schaefer-Graf UM, Heuer R, Kilavuz O, Pandura A, Henrich W, Vetter K. Maternal obesity not maternal glucose values correlates best with high rates of fetal macrosomia in pregnancies complicated by gestational diabetes. J Perinat Med. 2002;30(4) :313-21.

Sebire NJ, Jolly M, Harris JP, et al. Maternal Obesity and Pregnancy Outcome: a Study of 287 213 Pregnancies in London. Int J Obesity 2001; 25:1175-1182

Seligman LC, Duncan BB, Branchtein L, Gaio DS, Mengue SS, Schmidt MI. Obesity and gestational weight gain: cesarean delivery and labor complications. Rev Saude Publica. 2006 Jun;40(3) :457-65.

Sharma AM. Is there a rationale for angiotensin blockade in the management of obesity hypertension? Hypertension. 2004 Jul;44(1) :12-9.

Sheppard BL, Bonnar J. The ultrastructure of the arterial supply of the human placenta in pregnancy complicated by fetal growth retardation. Br J Obstet Gynaecol. 1976 Dec;83(12) :948-59.

Simhan HN, Bodnar LM. Prepregnancy body mass index, vaginal inflammation, and the racial disparity in preterm birth. Am J Epidemiol. 2006 Mar 1;163(5) :459-66.

Simmons D, Brier BH: Do polynesians have obesity-driven fuel-mediated teratogenesis? Diabetes Care 23:1855–1857, 2000

Schmidt E, Schmidt N. Leitfaden Mikronährstoffe, Urban & Fischer Verlag; München, Februar 2004:370-400

Shaw GM, Velie EM, Schaffer D. Risk of neural tube defect-affected pregnancies among obese women. JAMA. 1996 Apr 10;275(14) :1093-6.

Silva JK,aholokula JK, Ratner R, Mau M.Ethnic differences in perinatal outcome of gestational diabetes mellitus.Diabetes Care. 2006 Sep;29(9) :2058-63

Smith GC, Shah I, Pell JP, Crossley JA, Dobbie R. Maternal obesity in early pregnancy and risk of spontaneous and elective preterm deliveries: a retrospective cohort study. Am J Public Health. 2007 Jan;97(1) :157-62.

Spellacy WN, Miller SJ, Winegar A. Pregnancy after 40 years of age. Obstet Gynecol. 1986 Oct;68(4) :452-4.

Steinman G.. Mechanisms of twinning: Maternal height, insulinlike growth factor and twinning rate. J Reprod Med. 2006 Sep;51(9) :694-8.

Stepan H, Scheithauer S, Dornhofer N, Kramer T, Faber R. Obesity as an obstetric risk factor: does it matter in a perinatal center? Obesity (Silver Spring) 2006; 14(5) :770-773

Stewart CE, Rotwein P. Growth, differentiation, and survival: multiple physiological functions for insulin-like growth factors. FIGFPhysiol Rev. 1996 Oct;76(4) :1005-26.

Stotland NE, Cheng YW, Hopkins LM, Caughey AB. Gestational weight gain and adverse neonatal outcome among term infants. Obstet Gynecol. 2006 Sep;108(3) :635-43

Sun WJ, Yang HX. Maternal and fetal outcomes in pregnant women with abnormal glucose metabolism. Zhonghua Fu Chan Ke Za Zhi. 2007 Jun;42(6) :377-81.

Suwaki N, Masuyama H, Nakatsukasa H, Masumoto A, Sumida Y, Takamoto N, Hiramatrsu Y. Hypoadiponectinemia and circulating angiogenic factors in overweight patients complicated with pre-eclampsia. Am J Obstet Gynecol. 2006 Dec;195(6) :1687-92.

Tilton Z, Hodgson MI, Donoso E, Arteaga A, Rosso P. Complications and outcome of pregnancy in obese women Nutrition. 1989 Mar-Apr;5(2) :95-9.

US Department of Agriculture and US Department of Health and Human Services. Nutrition and your health: dietary guidelines for Americans. Home and Garden Bulletin no 232; 2000

Usha Kiran TS, Hemmadi S, Bethel J, Evans J. Outcome of pregnancy in a woman with an increased body mass index. BJOG. 2005 Jun;112(6) :768-72.

Vahratian A, Zhang J, Troendle JF, Savitz DA, Siega-Riz AM. Maternal prepregnancy overweight and obesity and the pattern of labor progression in term nulliparous women.Obstet Gynecol. 2004 Nov;104(5) :943-51

Ventura SJ, Martin JA, Curtin SC, Mathews TJ. Report of final natality statistics, 1996. Mon Vital Stat Rep. 1998 Jun 30;46(11) :1-99.

Voigt M, Heineck G, Hesse V. The relationship between maternal characteristics, birth weight and pre-term delivery: evidence from Germany at the end of the 20th century. Econ Hum Biol. 2004 Jun;2(2):265-80.

Voigt M, Schneider KT, Jahrig K. Analysis of a 1992 birth sample in Germany. 1: New percentile values of the body weight of newborn infants. Geburtshilfe Frauenheilkunde 1996; 56(10) :550-558.

Weiss PA, Walcher W, Scholz HS (1988): Gestational diabetes: A survey and the Graz approach to diagnosis and therapy. Springer-Verlag, Wien S1-55,

World Health Organisation: Obesity: preventing and managing the global epidemic. WHO Technical Report Series No 894. Geneva 1998

Zhang J, Bricker L, Wray S, Quenby S. Poor uterine contractility in obese women. BJOG. 2007 Mar;114(3) :343-8..

7 Danksagung

An dieser Stelle möchte ich allen danken, die mir mein Studium und die Vollendung meiner Promotion ermöglichten:
Herrn Prof. Dr. Berthold Hocher danke ich für die Möglichkeit, in seinem Arbeitskreis meine Promotionsarbeit anfertigen zu dürfen.
Meiner Arbeitsgruppe möchte ich, für die angenehme und hilfsbereite Arbeitsatmosphäre danken.
Für die Durchsicht dieser Arbeit danke ich Herrn Dr. Phillip Kalk und Herrn Dr. Marcus Alter.
Auch möchte ich mich bei meinen Freunden Maike und David Pincus bedanken, die mich nicht nur tatkräftig unterstützt haben, sondern mich stets aufbauten und für die erforderliche Abwechslung sorgten.
Ganz besonders danke ich natürlich meinen Eltern, die mir das Studium erst ermöglichten und mich jederzeit unterstützten.

08. Abkürzungsverzeichnis

BMI	Body-Mass-Index
DAG	Deutsche Adipositas-Gesellschaft
DDG	Deutsche Diabetes-Gesellschaft
DEGUM	Deutschen Gesellschaft für Ultraschall in der Medizin
IRDS	Infant respiratory distress syndrome
LGA	Large for gestational age
NS	Nabelschnur
OR	Odds ratio
PDA	Periduralanästhesie
RR	Riva-Rocci
SGA	Small for gestational age
SPSS	Statistical Package for the Social Sciences
SSW	Schwangerschaftswoche
WHO	World Health Organisation

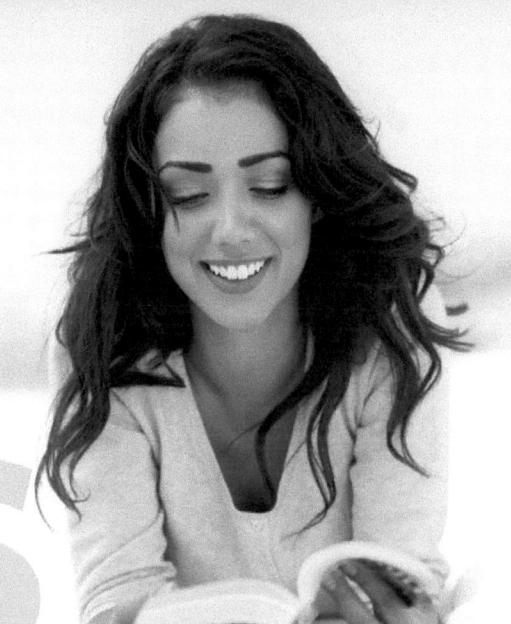

i want morebooks!

Buy your books fast and straightforward online - at one of world's fastest growing online book stores! Environmentally sound due to Print-on-Demand technologies.

Buy your books online at
www.get-morebooks.com

Kaufen Sie Ihre Bücher schnell und unkompliziert online – auf einer der am schnellsten wachsenden Buchhandelsplattformen weltweit! Dank Print-On-Demand umwelt- und ressourcenschonend produziert.

Bücher schneller online kaufen
www.morebooks.de

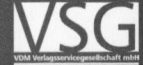

VDM Verlagsservicegesellschaft mbH
Heinrich-Böcking-Str. 6-8   Telefon: +49 681 3720 174   info@vdm-vsg.de
D - 66121 Saarbrücken   Telefax: +49 681 3720 1749   www.vdm-vsg.de

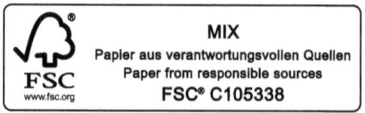

Printed by Books on Demand GmbH, Norderstedt / Germany